専門医が図解する

快速まるわかり

不整脈・心臓病の治療と暮らし方

伊東春樹
榊原記念病院副院長

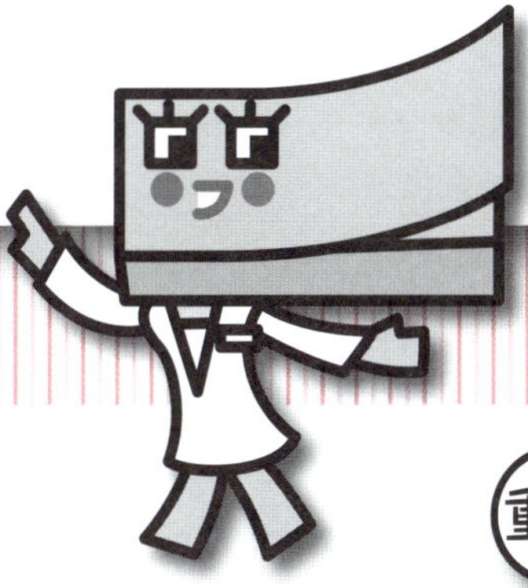

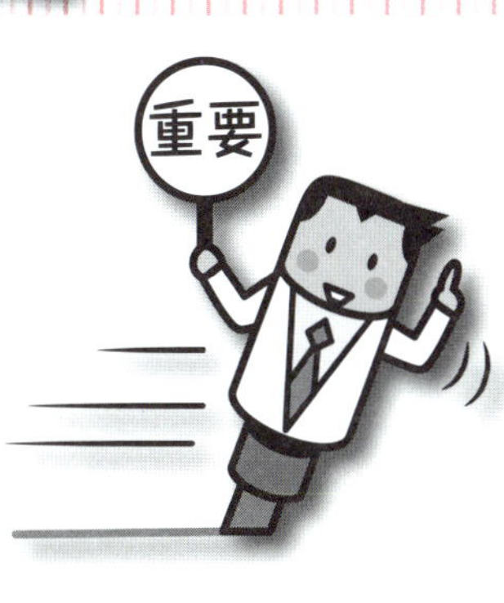

法研

はじめに

検査・治療《ちりょう》をやさしく解説

この本を手に取られた方の多くは、医師になんらかの心臓病を指摘《してき》され、自分で勉強をしてみようと思われた方たちでしょう。また、そのご家族の方たちかもしれません。

現在の心疾患《しんしっかん》に対する医療は、他の分野にくらべてとても進歩しています。また、日本ほど心疾患の急性期医療が充実している国はありません。安心して専門医の診療を受けてください。

ただし、みなさん自身も勉強して、医療者といっしょに病気に立ち向かうことが求められています。同時に私はこの本を、肥満や高血圧、高血糖などの生活習慣病、メタボリックシンドロームを指摘された方たちにも読んでいただきたいのです。病気になってしまってからの治療よりも、ならないようにする予防の方が、本人の努力や苦痛ばかりでなく、家族や社会の負担も遙《はる》かに少なくてすむからです。

私が循環《じゅんかん》器《き》医《い》になって 30 年がたちました。この間、世界の平均寿命は 8 歳延びましたが、そのうちの 6 歳は虚血性《きょけつせい》心疾患による死亡の減少が寄与しているといわれます。

循環器領域の急性期医療の進歩はすさまじく、多くの急性虚血性心疾患は救われるようになりました。これはすばらしいことです。しかし、別の言い方をすれば、我々は単に急性疾患を慢性疾患に変えただけかもしれません。つまり、慢性虚血性心疾患や、慢性心不全は増え続けているのです。

世界全体で見ると、死亡原因の第一位はこの本で詳しく解説している虚血性心疾患です。しかし、虚血性心疾患はがんと違い、みなさん自身で十分予防が可能な病気です。

ただし、心筋梗塞《しんきんこうそく》や脳梗塞《のうこうそく》症など、目に見える病気が発症する遙か以前から、「動脈硬化《こうか》症」という病気が進行している事実に、気づく必要があります。動脈硬化症という病気は、多くの人で 20 歳台から始まっています。

世界的には、今世紀、虚血性心疾患など動脈硬化性疾患は、パンデミック(大流行)時代を迎えます。人類は過去いくつかのパンデミックを経験し、克服してきました。それらの一部は新薬の開発など治療が寄与した部分はあるにしても、ほとんどは教育や食生活、衛生観念の普遍《ふへん》化、個人および社会の生活習慣の変革によってなし遂げられました。

この本が、みなさんが虚血性心疾患に対する正しい知識を持つきっかけとなって、虚血性心疾患の予防と再発防止に役に立つことを願っています。

2011 年 7 月 21 日

榊原記念病院 副院長　伊東 春樹

本書の使い方

本書は以下のような特長を備えています。
知りたいこと・知りたい場所に応じてご活用ください。

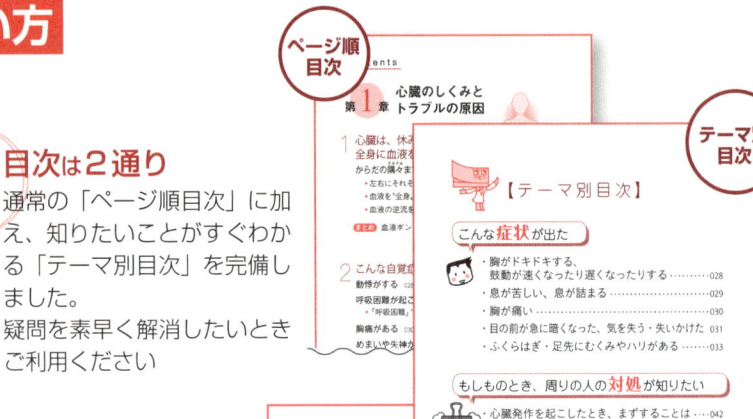

1 目次は2通り

通常の「ページ順目次」に加え、知りたいことがすぐわかる「テーマ別目次」を完備しました。
疑問を素早く解消したいときご利用ください

ページ順目次

ents

第1章 心臓のしくみと トラブルの原因

1 心臓は、休み
全身に血液を
からだの隅々ま
・左右にそれぞ
・血液を"全身
・血液の逆流を
まとめ 血液ポン

2 こんな自覚症
動悸がする 028
呼吸困難が起こ
・「呼吸困難」
胸痛がある 030
めまいや失神が

テーマ別目次

【テーマ別目次】

こんな**症状**が出た

もしものとき、周りの人の**対処**が知りたい

2 重要箇所《かしょ》にはアンダーライン

解説部分のポイントにはアンダーラインが引かれています。ラインを追っていくだけで内容が理解できます

3 リンク画像へのジャンプ

アンダーラインのリンクから必要な図版へジャンプすることも可能です

ストレスが大きければ「精神安定薬」を用いるケースも

胸がドキドキする症状で悩んでいる人の多くは、自律神経の乱れやストレスが原因の場合も。健康な人にみられる不整脈・期外収縮も、ストレス、不眠《ふみん》、カフェイン、喫煙《きつえん》などによって引き起こされるケースが多いもの。心臓の機能不全からくる症状ではないため、できれば薬は使わず、ストレスの解消や生活習慣の改善で対処することが望ましいのですが、症状に対して強い不安感がある場合は一時的精神安定薬を処方されることがあります。

精神安定薬は自律神経を安定させ、ストレスの緩和《かんわ》や緊張《きんちょう》をやわらげる作用があるため、気持ちが落ち着けば自然と不整脈も治る場合もあります。

ただし注意が必要なのは、薬への依存症《いぞんしょう》。薬がないと不安でたまらない場合などは、いったん服用をやめるようにします。精神安定薬の中には長期に服用するともの忘れがひどくなるものもあります。

また、精神安定薬では効果が不十分であれば、β遮断薬や、他の抗不整脈が使われることもあります。医師は、その不整脈が危険なものかどうか、日常生活の質を落としているのかどうかという判断と、薬物療法を行った場合の効果と、副作用や薬を飲む不便さなどを天秤に掛けて、どちらがメリットが多いかを判断して治療法を選ぶのです。

31

100

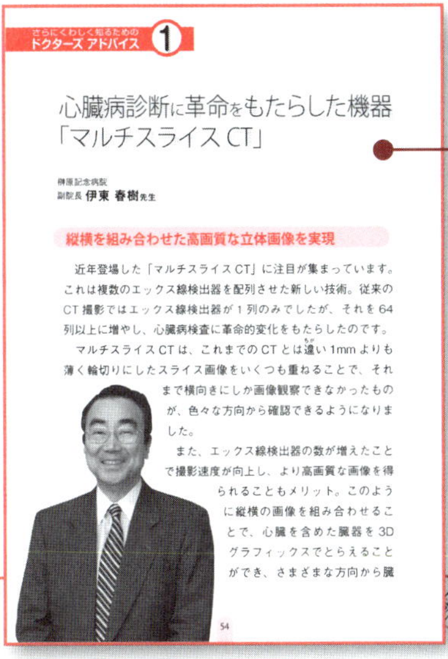
さらにくわしく知るための
ドクターズ アドバイス ①

心臓病診断に革命をもたらした機器「マルチスライス CT」

榊原記念病院
副院長 伊東 春樹先生

縦横を組み合わせた高画質な立体画像を実現

近年登場した「マルチスライス CT」に注目が集まっています。これは複数のエックス線検出器を配列させた新しい技術。従来の CT 撮影ではエックス線検出器が 1 列のみでしたが、それを 64 列以上に増やし、心臓病検査に革命的変化をもたらしたのです。

マルチスライス CT は、これまでの CT とは違《ちが》い 1mm よりも薄く輪切りにしたスライス画像をいくつも重ねることで、それまで横向きにしか画像観察できなかったものが、色々な方向から確認できるようになりました。

また、エックス線検出器の数が増えたことで撮影速度が向上し、より高画質な画像を得られることもメリット。このように縦横の画像を組み合わせることで、心臓を含めた臓器を 3D グラフィックスでとらえることができ、さまざまな方向から臓

54

4 理解を助ける ドクターズ アドバイス

さらに内容を深めたいテーマは、ドクターズ アドバイスで解説。得難い情報をフォローします

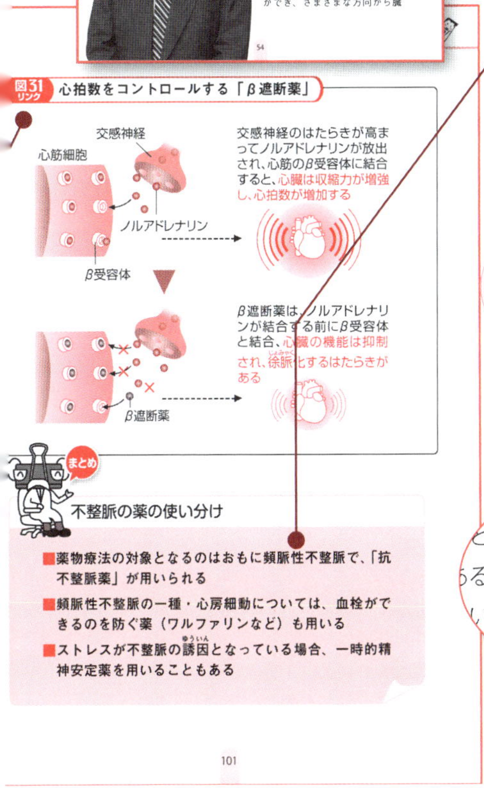
図31 リンク 心拍数をコントロールする「β遮断薬」

交感神経
心筋細胞
ノルアドレナリン
β受容体
交感神経のはたらきが高まってノルアドレナリンが放出され、心筋のβ受容体に結合すると、心臓は収縮力が増強し、心拍数が増加する
β遮断薬は、ノルアドレナリンが結合する前にβ受容体と結合、心臓の機能は抑制され、徐脈《じょみゃく》化するはたらきがある
β遮断薬
まとめ

不整脈の薬の使い分け

- 薬物療法の対象となるのはおもに頻脈性不整脈で、「抗不整脈薬」が用いられる
- 頻脈性不整脈の一種・心房細動については、血栓ができるのを防ぐ薬（ワルファリンなど）も用いる
- ストレスが不整脈の誘因《ゆういん》となっている場合、一時的精神安定薬を用いることもある

101

5 内容を要約した「まとめ」

各ブロックの最後には内容を要約した「まとめ」を付帯。「まとめ」を通読するだけでも、本全体が理解できます

6 難しい言葉をていねいに解説

＊マークがついた言葉は、巻末の用語解説で説明。読み進める参考にしてください

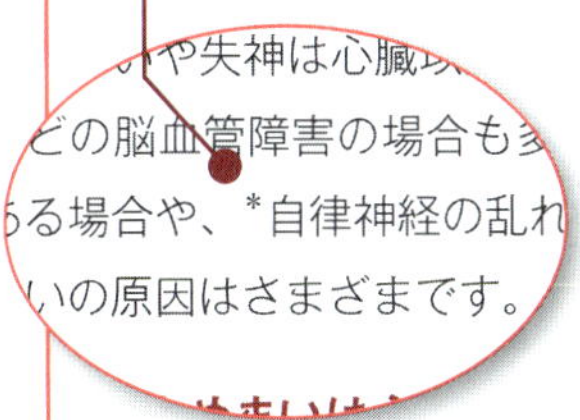
いや失神は心臓
どの脳血管障害の場合も
る場合や、*自律神経の乱れ
いの原因はさまざまです。

Contents

第1章 心臓のしくみとトラブルの原因

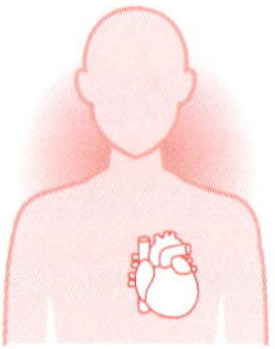

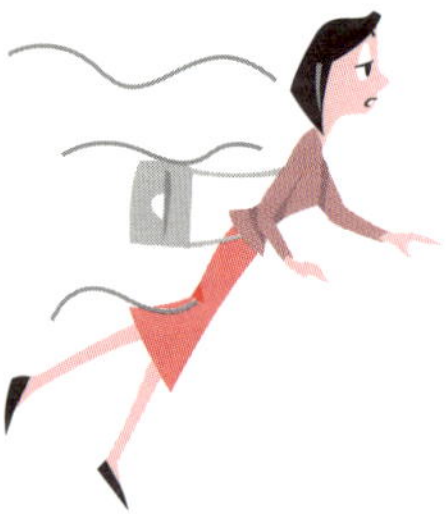

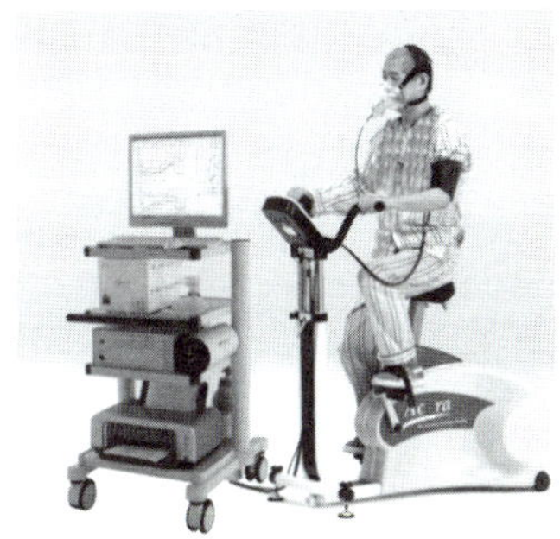

第2章　不整脈とさまざまな治療法

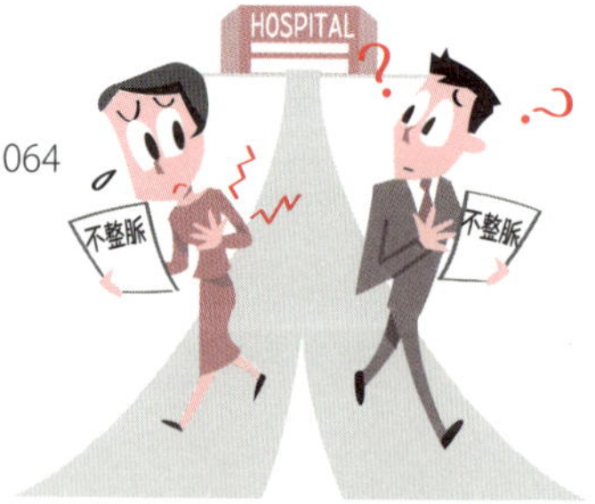

2 不整脈のさまざまなタイプとその特徴

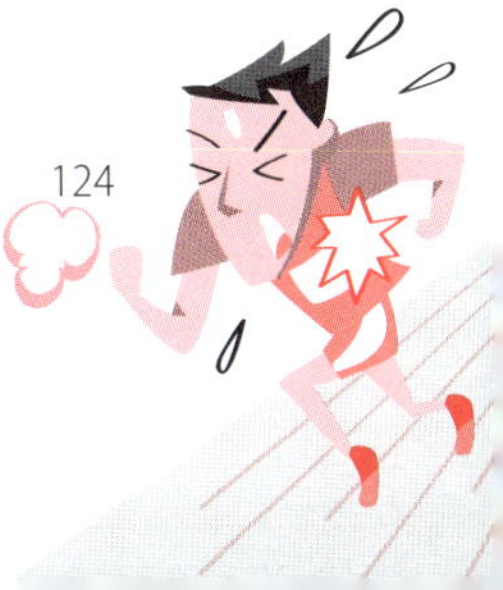

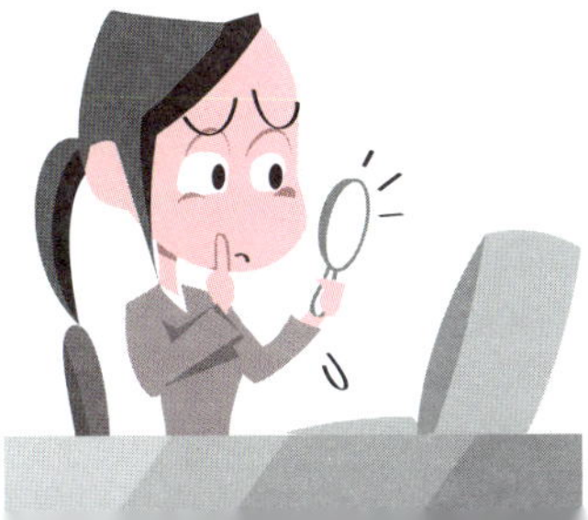

第4章 心臓を守る生活＆自己管理

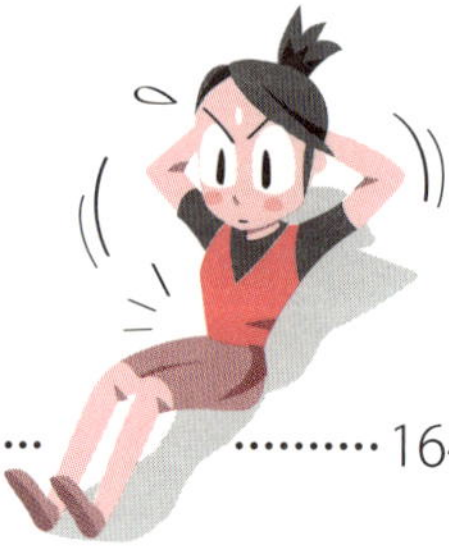

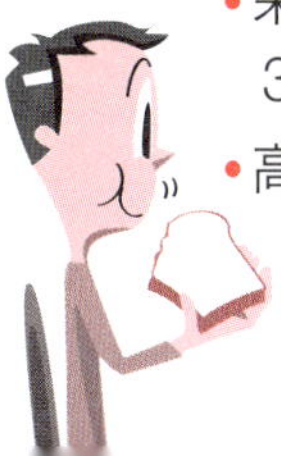

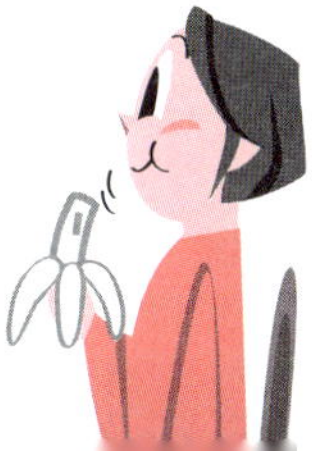

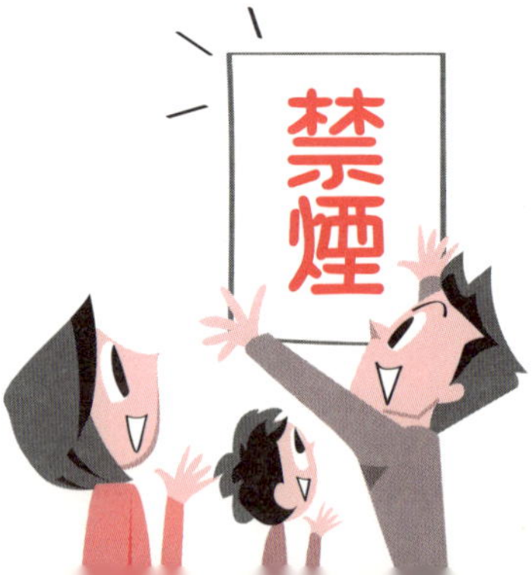

禁煙

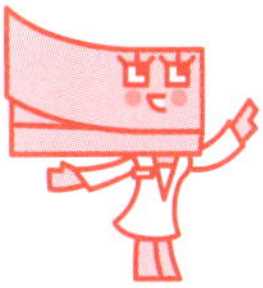

【テーマ別目次】

こんな**症状**が出た

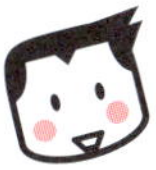

もしものとき、周りの人の**対処**が知りたい

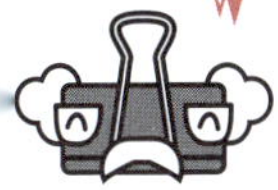

心臓で**何が起こったか**知りたい

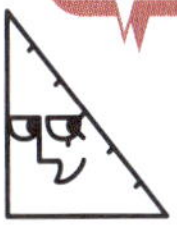

どんな**検査**をするか知りたい

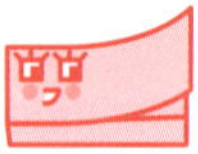

治療のための**薬**が知りたい

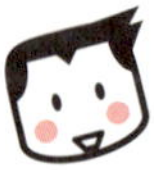

病院でおこなう**処置・手術**が知りたい

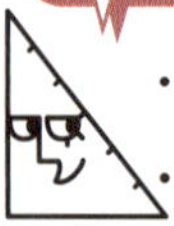

食事で食べていいもの、いけないものを知りたい

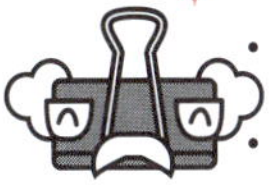

運動のことを知りたい

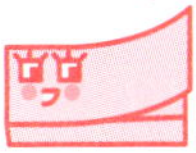

日常の注意を知りたい

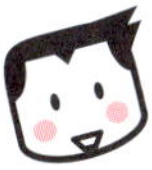

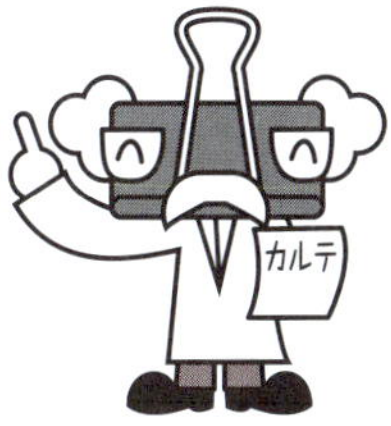

装丁　**石原 雅彦**
本文イラスト　**赤川 ちかこ・井上 秀一**
本文デザイン・DTP　**㈱イオック**
編集協力　**アーバンサンタ クリエイティブ**
野崎 陽子

第1章

心臓のしくみとトラブルの原因

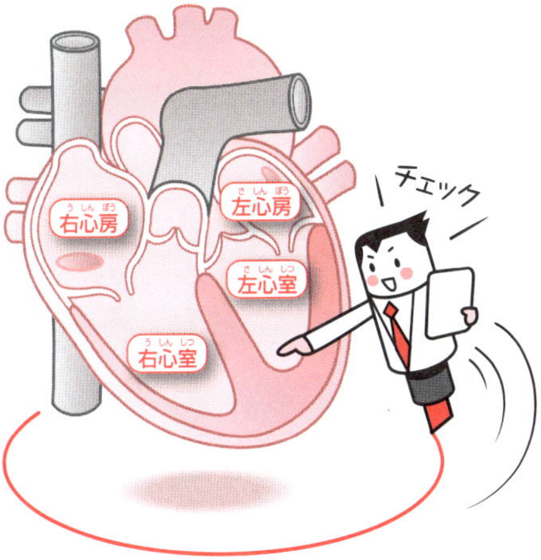

生命を維持《いじ》するために、心臓がどのような構造をしていて、どんな役割を担《にな》っているかみていきましょう。併せて、万が一心臓機能がトラブルを起こした場合の原因と、対処法も紹介《しょうかい》します。

しくみ

心臓は、休みなく全身に 血液を送る生体ポンプ

心臓には、血液をからだ中に送る生体ポンプの役割があります。
健康な大人で1日に約10万回——。
一生のあいだでは25億回以上も脈打ち続けるのです。

からだの隅々《すみずみ》まで 血液を送るための４つの部屋

左右にそれぞれ１つずつある「心房《しんぼう》」「心室《しんしつ》」

心臓は、左側と右側に１つずつポンプの役割をする部位があります。右側を「右心」、左側を「左心」と呼び、さらにはそれぞれが上下２つの〝部屋〟に分かれています。右心の上の部屋を「右心房《うしんぼう》」、下の部屋を「右心室《うしんしつ》」、同じように左心の上の部屋を「左心房《さしんぼう》」、下の部屋を「左心室《さしんしつ》」と呼びます。

ちなみに血液が入ってくる上の部屋「心房」は小さくて壁《かべ》が薄く、血液を送り出す下の部屋「心室」は大きくて壁が厚くなっています。各部屋を隔《へだ》てる壁のほとんどは「心筋」と呼ばれる特殊《とくしゅ》な筋肉でできています。心筋は脳からの命令がなくても動き、疲《つか》れることなくはたらき続けています。

右心房には上大静脈（上半身から心臓へ血液を運ぶ）と下大静脈（下半身から心臓へ血液を運ぶ）が、左心房には肺静脈（肺

1

図1 リンク　心臓の位置と構造

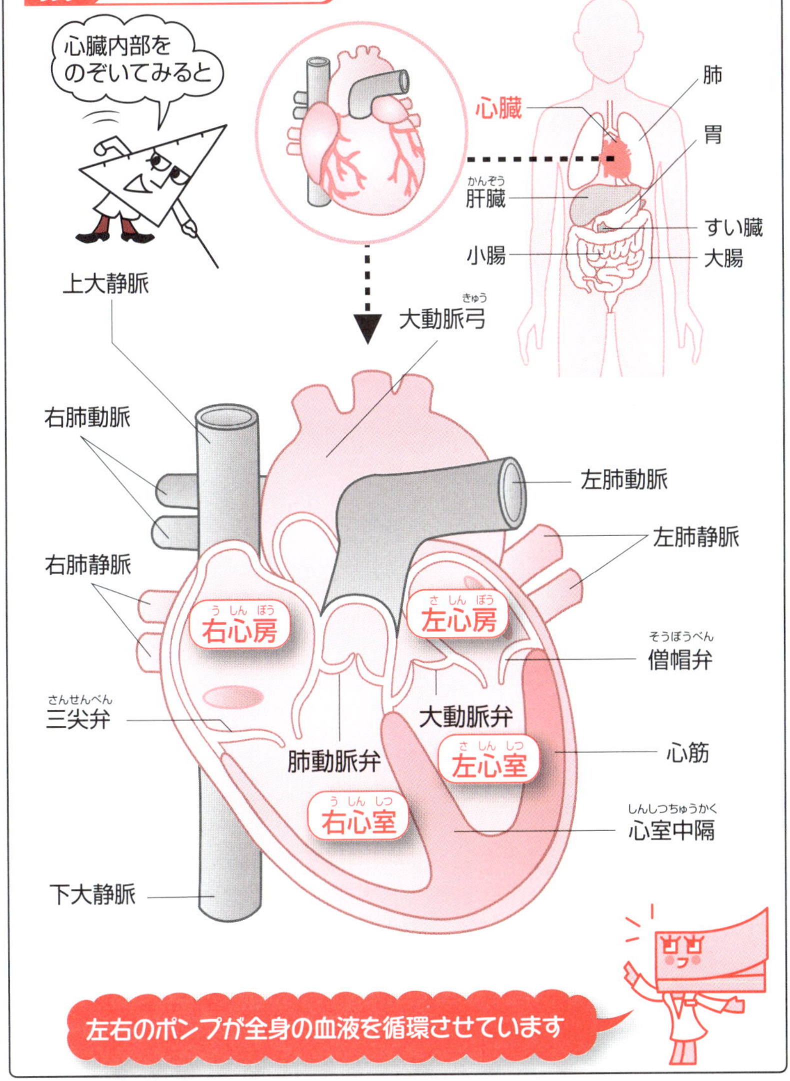
心臓内部を
のぞいてみると
心臓
肺
胃
肝臓《かんぞう》
すい臓
小腸
大腸
上大静脈
大動脈弓《きゅう》
右肺動脈
左肺動脈
左肺静脈
右肺静脈
右心房《うしんぼう》
左心房《さしんぼう》
僧帽弁《そうぼうべん》
三尖弁《さんせんべん》
大動脈弁
肺動脈弁
左心室《さしんしつ》
心筋
右心室《うしんしつ》
心室中隔《しんしつちゅうかく》
下大静脈
左右のポンプが全身の血液を循環させています

から心臓へ血液を運ぶ）がつながっています。さらに右心室には肺動脈（心臓から肺へ血液を運ぶ）、左心室は大動脈（心臓から全身へ血液を運ぶ）がつながっていて、このようなしくみにより血液は心臓から全身へ送り出されているのです。

血液を〝全身〟へ送り出すルートと〝肺〟へ送り出すルート

私たちが生ある限り、心臓はノンストップで拍動《はくどう》し続けます。心臓から送り出された血液は、全身にはりめぐらされた血管を通り、酸素や栄養素といった細胞《さいぼう》に必要な成分を運びます。そして、老廃物《ろうはいぶつ》などをもちかえるために再び心臓へと運ばれるのです。

からだを回って戻《もど》ってきた血液は酸素が少ない状態。この血液は上下大静脈から右心房へ入り、右心室、肺動脈を経由して肺へと運ばれます。肺で酸素をとりこんだのちに、血液は肺静脈を通って左心房へ入り、左心室から大動脈を通って再び全身へと運ばれていくのです。

図2　血液循環は、体循環と肺循環に分けられる

1　体循環（大循環）

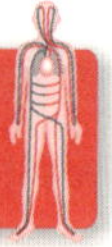

左心房▶僧帽弁▶左心室▶大動脈弁▶大動脈▶動脈▶毛細血管▶静脈▶上·下大静脈▶右心房

2　肺循環（小循環）

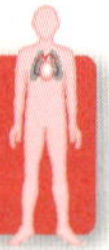

右心房▶三尖弁▶右心室▶肺動脈弁▶肺動脈▶肺毛細血管▶肺静脈▶左心房

図3 リンク　**血液循環のしくみ**

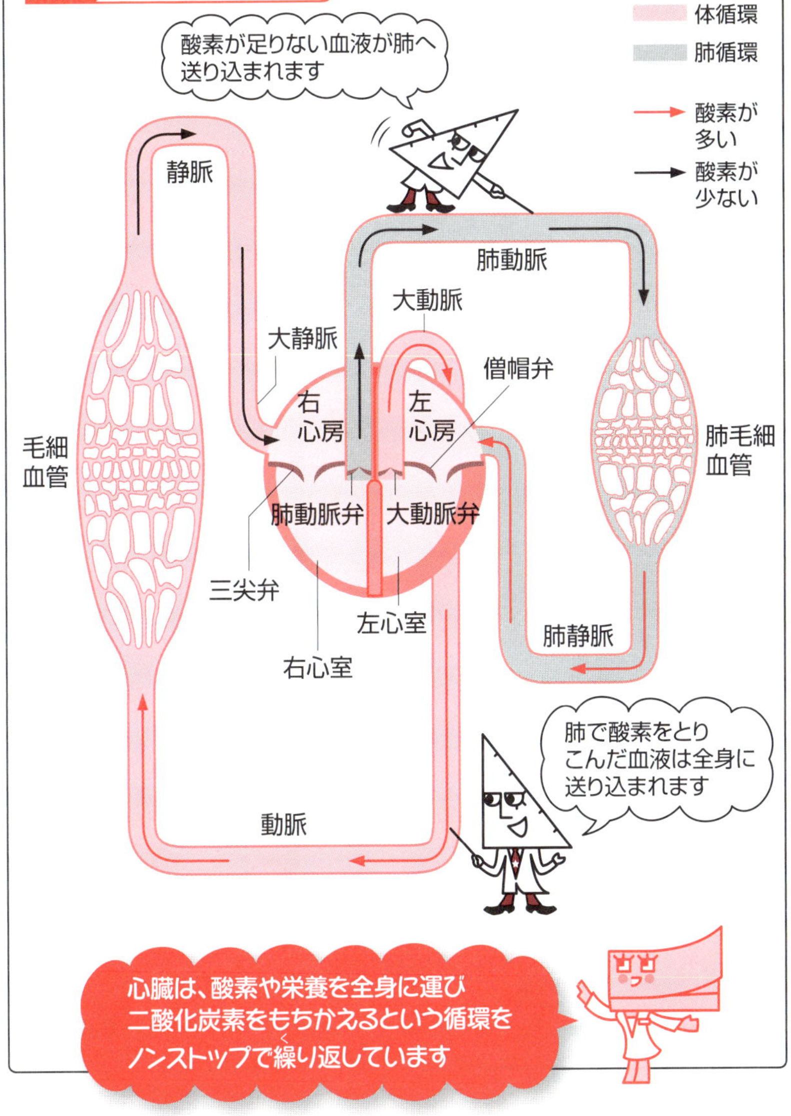
体循環
肺循環
酸素が多い
酸素が少ない
酸素が足りない血液が肺へ送り込まれます
静脈
肺動脈
大動脈
大静脈
僧帽弁
右心房
左心房
毛細血管
肺毛細血管
肺動脈弁
大動脈弁
三尖弁
左心室
右心室
肺静脈
肺で酸素をとりこんだ血液は全身に送り込まれます
動脈
心臓は、酸素や栄養を全身に運び
二酸化炭素をもちかえるという循環を
ノンストップで繰《く》り返しています

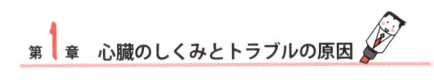

血液の逆流を防ぐための弁の役割

血液循環のサイクルにあって、避《さ》けなければならないのが〝血液の逆流〟です。そこで、血液が一方向だけに流れるようにはたらいているのが、心臓に4つある弁。右心房と右心室のあいだにあるのが「三尖弁《さんせんべん》」、左心房と左心室のあいだにあるのが「僧帽《そうぼう》弁《べん》」、そして肺動脈の出口にあるのが「肺動脈弁」、左心室の出口にあるのが「大動脈弁」です。つまり、弁はそれぞれの心房と心室のあいだ、そして、心室の出口についているわけです。

4

心室が心房から血液をとりこむときには三尖弁と僧帽弁が開き、肺動脈弁と大動脈弁が閉じる。逆に、動脈へ血液を送り出すときは三尖弁と僧帽弁が閉じ、肺動脈弁と大動脈弁が開くというように、交互に開閉を繰り返して血液の逆流を防いでいるのです。

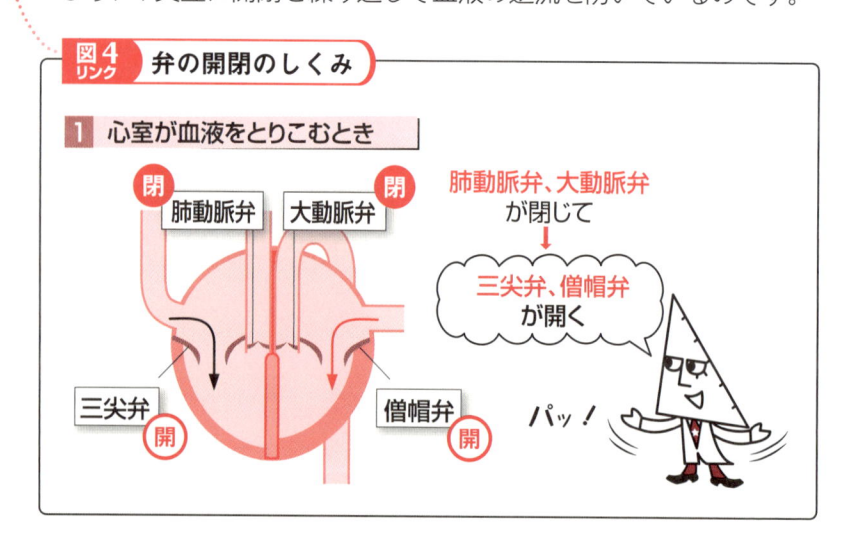

図4 リンク　弁の開閉のしくみ

1 心室が血液をとりこむとき

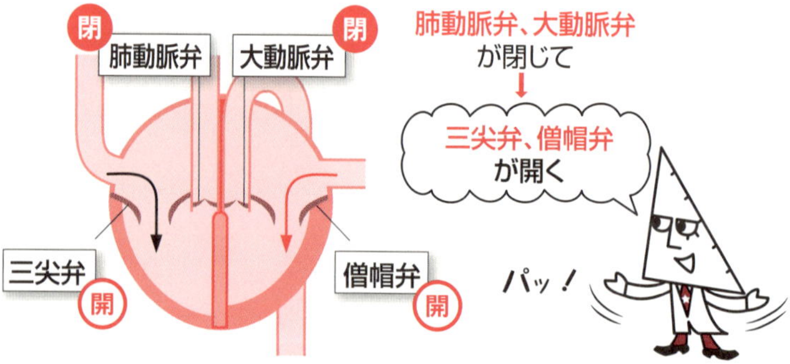

2 心室が血液を送り出すとき

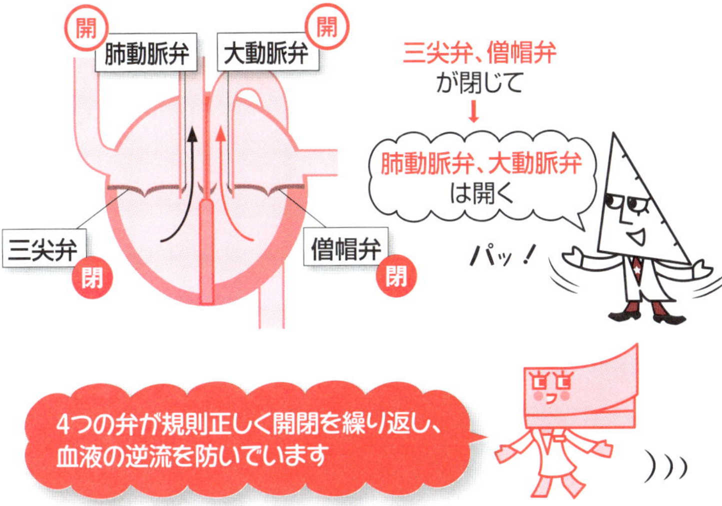
開
肺動脈弁
大動脈弁
開
三尖弁
閉
僧帽弁
閉
三尖弁、僧帽弁
が閉じて
肺動脈弁、大動脈弁
は開く
パッ！
4つの弁が規則正しく開閉を繰り返し、
血液の逆流を防いでいます

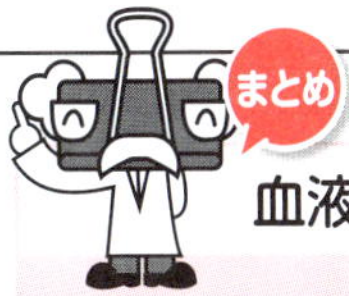
まとめ

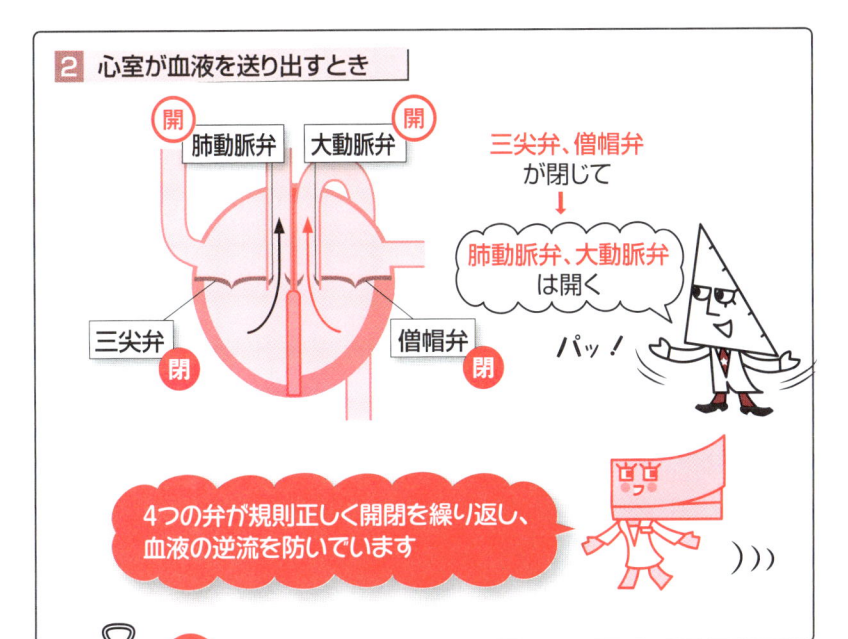

血液ポンプ——心臓のしくみ

- 心臓の内部は右心房・右心室・左心房・左心室の４つの部屋に分かれている
- 全身をめぐった血液は右心房→右心室→肺動脈を経て肺に送られる
- 肺で酸素をとりこんだ血液は肺静脈→左心房→左心室に至り、全身へ送り出される
- 血液の逆流は、心臓にある４つの弁によって防がれている

2 こんな自覚症状を 見逃さないで！

動悸《どうき》・呼吸困難・胸痛・めまい（失神）が心臓病の4大症状。
こういった体調の変化を「たいしたことはない」と見過ごさず、
まずは心臓の病気を疑ってみましょう。
心臓からの危険信号を察知する注意深さが大切です。

動悸がする

動悸とは、自分の心臓の鼓動《こどう》を意識し、それに不快感を覚えるというもの。心臓病の代表的な症状《しょうじょう》のひとつです。

健康な人でもお酒を飲んだり、緊張《きんちょう》したりすれば心臓がドキドキし、動悸は起こるものです。また激しい運動をすれば自然と心《しん》拍数《ぱくすう》も上がります。これは通常よりも多く酸素を体内に供給しようと心臓がスピードを速め、血液を送り出すためです。

このように原因がはっきりしている場合は問題ないのですが、注意が必要なのは日常の軽い労作《ろうさく》や安静時に突然《とつぜん》動悸が起こるケース。もしかしたら心臓の疾患《しっかん》によるものかもしれません。

動悸は、人によって感じ方がまちまちですが、大きくは次のイラストの４つがあげられます。

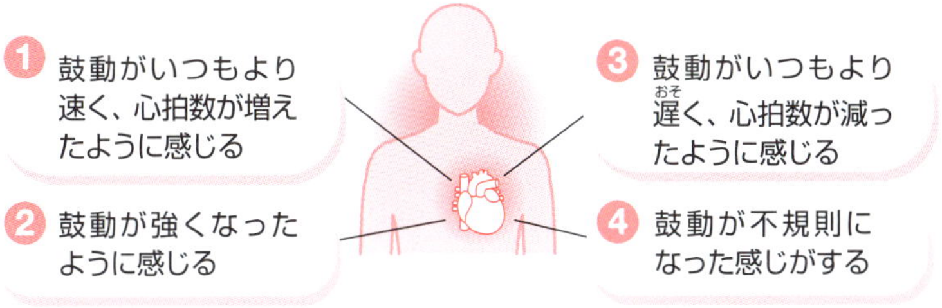
1 鼓動がいつもより速く、心拍数が増えたように感じる
2 鼓動が強くなったように感じる
3 鼓動がいつもより遅《おそ》く、心拍数が減ったように感じる
4 鼓動が不規則になった感じがする

動悸を引き起こしている疾患によって、イラストのように感じ方には違いがあります。また速い動悸の場合は、突然はじまって突然治るのか、徐々《じょじょ》に速くなるのかなどは診断の助けになる重要な情報です。いずれかの自覚症状がある場合は、早めに医師の診断《しんだん》を受けることをおすすめします。

呼吸困難が起こる

息ができない。息が苦しい。空気が足りないように感じる……。呼吸困難におちいると、このような症状があらわれます。激しいスポーツをしたわけでもないのに、ゼーゼーハーハー、大きく息をして酸素をとりこもうとするなら注意が必要です。

「呼吸困難」で心不全が疑われる場合

呼吸困難は心臓疾患に限ったものではなく、*呼吸器疾患、*血液疾患、*心因性疾患などさまざまな病気が原因で起こり、症状だけでは区別はできません。ただし、夜横になると息苦しく、座っていたほうが楽な場合は心不全の可能性が高いと考えられます。「呼吸が速くなっていると感じる」「息が詰《つ》まっていると感じる」「空気が不足していると感じる」といった症状についても心不全を疑ってもいいでしょう。

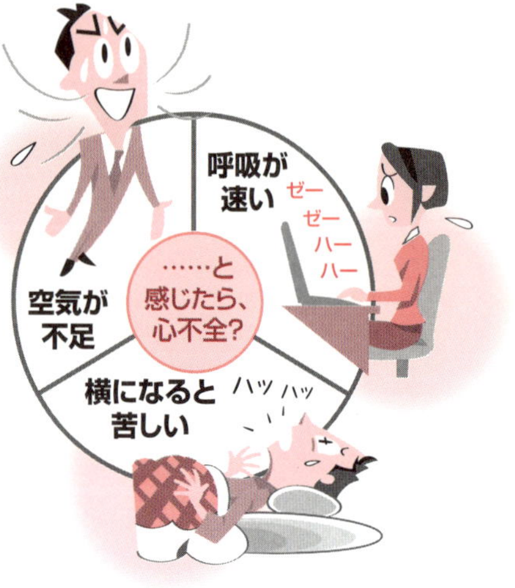
呼吸が速い
ゼー
ゼー
ハー
ハー
……と感じたら、心不全?
空気が不足
横になると苦しい
ハッ ハッ

また、心臓は肺動脈と肺静脈で肺とつながっています（24頁）。そのために心不全では、肺に血液がうっ滞してしまいます。このうっ滞《たい》が原因で、呼吸困難が引き起こされる場合が多いのです。

胸痛がある

ギューっと胸がしめつけられたり、息が詰まったり……。胸痛とは文字どおり〝胸の痛み〟のことをさしますが、心臓病が原因のケースでは重苦しい圧迫感としてあらわれることがあります。また、場所は胸の中央や、やや左側が多いのですが、みぞおちやのど、左奥歯《おくば》、左肩《かた》から上腕《じょうわん》のこともあります。原因がわからず「たいしたことない」と見過ごしていると、いきなり症状が悪化して命を落とすことにもなりかねません。胸痛は、心臓病が原因で起こる症状のなかでも、とくに注意が必要です。15分以上痛みが続く場合は、心筋梗塞《しんきんこうそく》におちいっているおそれもあるのです。

一時的な血液不足で起こる狭心症《きょうしんしょう》。それがもとの胸痛は〝どうにか我慢《がまん》ができる程度の痛み〟が多く、数分もたてばたいてい回復します。しかし、心筋梗塞の場合は耐《た》えがたいほどの強い痛みが長く続くこともあり、安静にしていても速やかな回復は望めません。一刻も早い治療《ちりょう》が必要です。

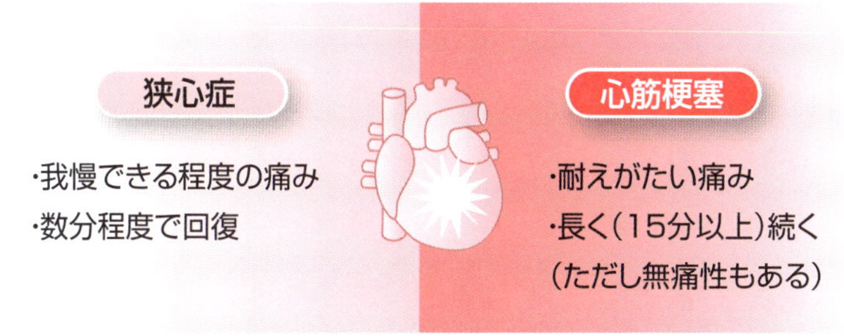
狭心症
・我慢できる程度の痛み
・数分程度で回復
心筋梗塞
・耐えがたい痛み
・長く（15分以上）続く
（ただし無痛性もある）

また、狭心症（122頁）・心筋梗塞（130頁）ともに胸痛の起きやすい時間帯は午前中と疲れのでる夕方。なかでも起床後、からだがまだフル活動していない朝9時から10時頃は発作が起きやすいということを知っておきましょう。

めまいや失神が起きる

めまいとは、立ちくらみのように意識が遠のいたり、自分や周囲が回転しているように感じて不快感を覚える症状をいいます。また、意識を失ってしまう（失神）場合もあります。

めまいや失神は心臓以外の病気でも起こりうる症状。脳梗塞などの脳血管障害の場合も多く、*内耳の異常など耳の疾患である場合や、*自律神経の乱れで起こる*神経調節障害など、めまいの原因はさまざまです。

こんなめまいは心臓病かも

心臓疾患によるめまいや失神は、心臓の機能が低下することによって全身をめぐる血流量が減少、結果として脳が一時的に酸素不足となるために引き起こされます。このようなめまいでは、目の前が急に暗くなって、フッと意識が薄《うす》らぐような症状にみまわれます。心室頻拍《しんしつひんぱく》（78 頁）などの不整脈でも同様であり、心臓からの血液が少なくなることで脳血流が減り、めまいが起こるのです。

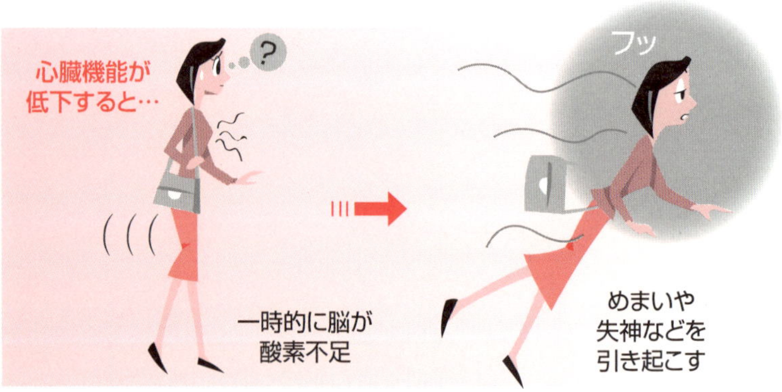
心臓機能が
低下すると…
?
一時的に脳が
酸素不足
フッ
めまいや
失神などを
引き起こす

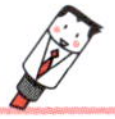

一方で、目がぐるぐる回ったり足元がふらつく種類のめまいは、心臓疾患とは関係ないケースが多いもの。同じめまいでも、症状の見極めが大事になってくるのです。

むくみなど、そのほかの症状

動悸・呼吸困難・胸痛・めまいや失神は、心臓病が原因で引き起こされる４大症状ですが、そのほかにもいくつか注意すべき症状があります。そのうちのひとつが「むくみ」です。

心臓の機能が低下すると、血液循環《じゅんかん》がスムーズにいかなくなり、毛細血管から水分がしみ出し皮下にとどまることで、むくみが出るのです。なかでも心不全によって引き起こされるむくみは、重力の影響で下半身に出やすく、時間がたっても解消しにくいのが特徴。すねやくるぶしを指で押してみて、その跡《あと》が長く残るようであれば病院でむくみの原因を確かめたほうがいいでしょう。また、腎臓《じんぞう》や肝臓《かんぞう》の疾患が原因のむくみは、初期はまぶたやほおなど、顔に出ることが多いようです。

次に、「チアノーゼ」という症状があげられます。これは血液の酸素濃度《のうど》が低下することで皮膚《ひふ》や粘膜《ねんまく》の色が変化する、つまり唇《くちびる》や爪《つめ》が紫《むらさき》色になる症状をいいます。

そのほかにも呼吸器症状、胃腸症状、泌尿器《ひにょうき》症状、指の先端《せんたん》が広くなる〝ばち指〟など注意すべきものはいくつもあります。

心臓病以外の疾患でも起こる症状が多いため、いちがいに心臓病とは思えなくても、「いつもと違う」という体調の変化は見のがさないようにしましょう。

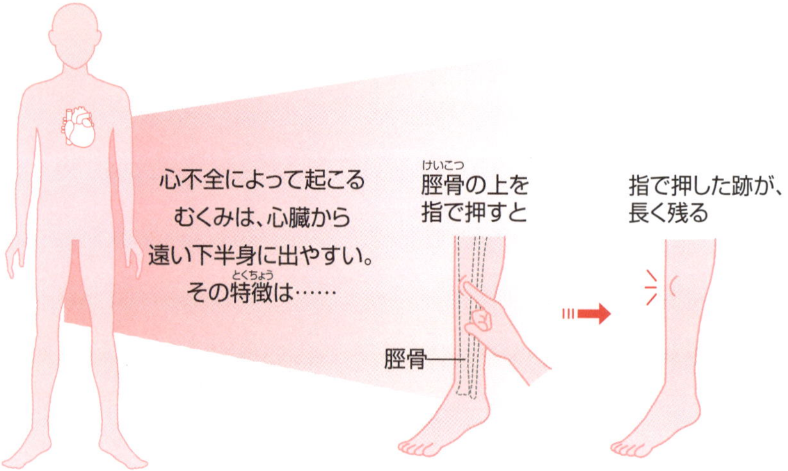

心不全によって起こる
むくみは、心臓から
遠い下半身に出やすい。
その特徴《とくちょう》は……
脛骨《けいこつ》の上を
指で押すと
脛骨
指で押した跡が、
長く残る

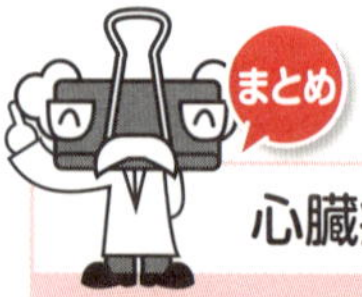

まとめ

心臓病でよくみられる症状

- 動悸・呼吸困難・胸痛・めまい(失神)は心臓病の4大症状
- 横になると苦しい、呼吸が速い・息が詰まる・空気が不足していると感じる呼吸困難は心不全の可能性あり
- 胸痛が 15 分以上続く場合は心筋梗塞のおそれあり

トラブル 3

心臓のトラブルはこうして起こる！

心臓に不可欠な酸素や栄養素は、血液によって運ばれます。
血液の流れに不具合が生じると、
さまざまな疾患《しっかん》が引き起こされます。

心拍《しんぱく》リズムの異常が原因で起こる「不整脈」

なぜ心拍リズムは乱れるか

心臓が規則正しい心拍リズムを刻むのは、右心房《しんぼう》にある洞《どう》結節《けっせつ》という部分から発せられる電気刺激《しげき》のおかげ。この電気刺激が指揮者のタクトのようにスムーズな心筋のリズムをつかさどっているのです（58頁）。

次頁 5

洞結節の電気刺激の起こり方、伝わり方に異常が生じて心拍リズムが乱れると「不整脈」が起こります。不整脈を引き起こす要因には、洞結節からの電気刺激の異常や洞結節以外の細胞《さいぼう》からの異常な刺激発生などの〝発生の異常〟と電気刺激の伝導が遅《おく》れたり遮断《しゃだん》されたりする〝伝導の異常〟があげられます。

●いろいろある不整脈のタイプ

不整脈は発生形態などによっていくつかの種類に分けられ

ます。たとえば、余分な電気刺激が発生することで心拍リズムが不規則になる「期《き》外収縮《がいしゅうしゅく》」、心拍リズムが遅《おそ》くなることで全身への血流量が減ってしまう「徐脈性《じょみゃくせい》不《ふ》整脈《せいみゃく》」、逆に心拍リズムが速くなることで心臓の機能が低下する「頻脈性《ひんみゃくせい》不《ふ》整脈《せいみゃく》」など。

とくに危険性が高いのは「心室細動《しんしつさいどう》」。電気刺激がうまく伝わらず、心室が小刻みに震《ふる》えるだけで正常に収縮しなくなり、血液循環《じゅんかん》がストップ。この発作が数分間続くと脳死状態あるいは死に至ります。

不整脈のこういった種類も、発生要因や発生箇所によってさ

図5 リンク **不整脈を引き起こす２つの要因**

正常な心臓は、洞結節からの電気刺激によって規則正しいリズムで収縮・弛緩《しかん》を繰《く》り返す。そのリズムの伝わり方が乱れる「不整脈」の要因は以下の2つ

1 伝導の異常

洞結節から電気刺激の伝導が遅れたり、遮断されたり、逆行したり、異常な伝導路があったりする

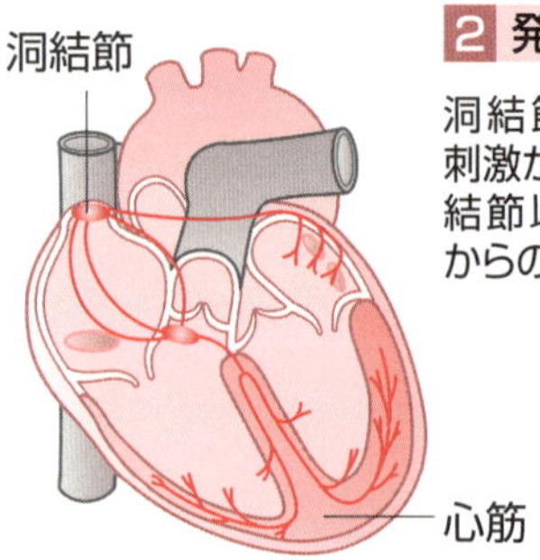

2 発生の異常

洞結節から電気刺激が出ない。洞結節以外の細胞からの刺激発生

らに細かくタイプが分かれ、そのバリエーションの多さが危険な不整脈、安全な不整脈の診断《しんだん》を難しくさせています。

　当然ながら、素人《しろうと》判断は禁物！　脈の乱れを感じたら、見過ごさずに必ず医師の診断をあおぎましょう。

図6　いろいろある不整脈

不整脈は、脈が速くなるものと遅くなるものに分けた場合、以下のように分類されます

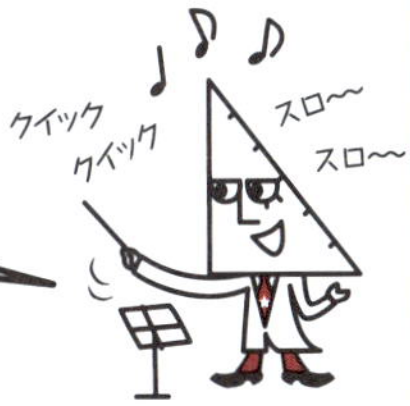

1　脈が速くなる不整脈

期外収縮 ― 上室性期外収縮／心室性期外収縮

頻脈性《ひんみゃくせい》不整脈 ― 心房細動／心室細動
心房粗動《そどう》／心室頻拍
心房頻拍／上室頻拍

その他 ― QT 延長症候群／ブルガタ症候群
WPW 症候群

2　脈が遅くなる不整脈

徐脈性《じょみゃくせい》不整脈 ― 洞不全症候群／房室ブロック
脚《きゃく》ブロック

冠《かん》動脈の狭窄《きょうさく》や閉塞が原因で起こる「狭心症《きょうしんしょう》」「心筋梗塞《しんきんこうそく》」

心臓をめぐり、心臓に酸素や栄養を運んでいる血管を冠動脈といいます。その冠動脈の異常が原因で引き起こされるのが「狭心症」と「心筋梗塞」。狭心症は数分から 15 分もたてば痛みはおさまりますが、心筋梗塞では激しい痛みが 15 分以上も続き、人によっては気を失うこともあります。ただし、糖尿病の人ではまったく痛みを感じないこともあります。

●狭心症とは

狭心症は、コレステロールなどが冠動脈の血管に詰《つ》まって内腔《ないくう》が狭《せま》くなり、心筋への血流が悪くなるために生じる疾患《しっかん》です。

この狭心症には 2 つのタイプがあります。急な運動や寒さなど心臓に負担を与えるきっかけによって発作が起こる「労作《ろうさく》狭心症」と、就寝《しゅうしん》中などに冠動脈がけいれんして発作が起こる「安静狭心症」。いずれも発作が起こる原因や頻度が一定していれば、薬物療法《りょうほう》で日常生活を送ることはできますが、新たに始まった時や、発作の起こり方が不安定なようなら要注意。狭心症から心筋梗塞へと進行する危険性は 3 人に 1 人といわれています。

●心筋梗塞とは

冠動脈が完全に詰まり、血液が心臓に行き渡《わた》らなくなって心筋が*壊死《えし》するのが心筋梗塞。心筋は、一度壊死すると元には戻《もど》りません。

狭心症・心筋梗塞ともに血液の流れをせきとめる動脈硬化《こうか》や血管のけいれん（攣縮《れんしゅく》：スパスム）が原因。いずれも*高血圧や運動不足、喫煙《きつえん》など、悪い生活習慣により血管の内皮が傷つけられることから始まります。症状がみられたら医師の診断を受けるのはもちろん、自らの生活を見直して動脈硬化の進行を防ぐことも大切になります。

図7 リンク　冠動脈の動脈硬化が引き起こす２つの疾患

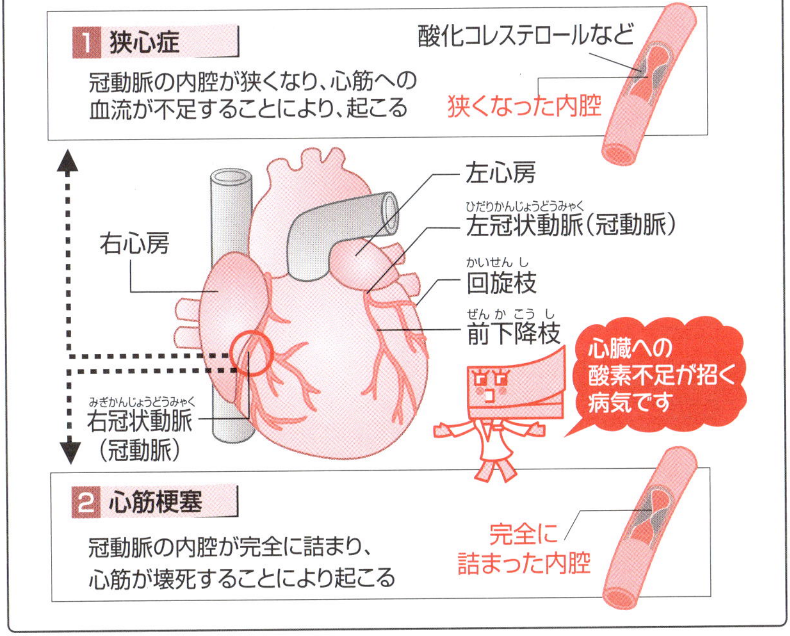

心筋や弁の異常によって起こる疾患

●心筋が異常な「心筋症」

8

心臓病には、ほかにもさまざまな疾患があります。そのうちのひとつは、心筋が変性することによって起こる「心筋症」。これにはウイルスなどによる心筋炎《しんきんえん》、薬剤《やくざい》、代謝《たいしゃ》異常などで起こる「続発性心筋症」と、発因不明な「特発性心筋症」があります。また、形態的には代表的なものに〝肥大《ひだい》型〟と〝拡張型〟という2種類があります。肥大型は心筋が分厚くなり、心室などがうまく広がらない状態や、収縮がうまくいかなくなります。拡張型は、心筋が薄くなって心室の収縮力が弱まり、心臓

図8 リンク　心筋の異常によって起こる2つの疾患

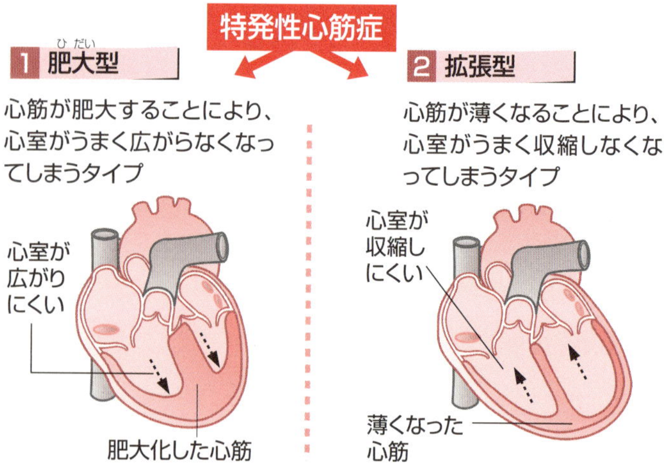
特発性心筋症
1 肥大《ひだい》型
心筋が肥大することにより、心室がうまく広がらなくなってしまうタイプ
心室が広がりにくい
肥大化した心筋
2 拡張型
心筋が薄くなることにより、心室がうまく収縮しなくなってしまうタイプ
心室が収縮しにくい
薄くなった心筋

他に「拘束《こうそく》性心筋症」や「催不整脈《さいふせいみゃく》性右室心筋症」などがある

が機能低下を起こすものです。

●弁が異常な「心臓弁膜《べんまく》症」

心臓にある４つの弁のうちどれかが、何らかの原因によって異常をきたす「心臓弁膜症《べんまくしょう》」。この疾患も２つのタイプに分けられます。弁がうまく開かず血液が流れにくくなる「狭窄症」と、弁がうまく閉じず血液が逆流してしまう「閉鎖不全《へいさふぜん》症」です。

心臓の病気はそのほかにも、高血圧が原因で起こる「高血圧性心疾患」、ウイルスや細菌《さいきん》感染などが原因で発症する「心筋炎」や「心外膜炎《しんがいまくえん》」「感染性心内膜炎」、「粘液腫」そして多くの先天性疾患などの疾患があります。

図9 リンク　弁の異常によって起こる２つの疾患

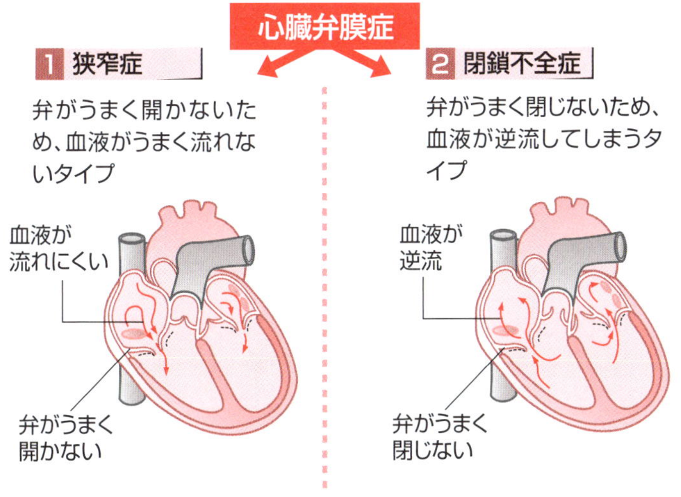
心臓弁膜症
1 狭窄症
弁がうまく開かないため、血液がうまく流れないタイプ
血液が流れにくい
弁がうまく開かない
2 閉鎖不全症
弁がうまく閉じないため、血液が逆流してしまうタイプ
血液が逆流
弁がうまく閉じない

心臓 Topics!

心臓発作が起きたら一刻も早く119番へ通報を

ある日突然、家族の誰《だれ》かが心疾患の発作を起こしたらどう対処すればいいのでしょうか？

心疾患による発作はいきなり激しく発症し、患者さん自身が失神してその場に倒《たお》れてしまうことも少なくありません。そんな緊急《きんきゅう》事態にはまず気持ちを落ち着けて速やかに119番へ通報し、救急車を手配します。急性心筋梗塞や急性心不全などの発作が起きた場合、一命をとりとめるには一分一秒をあらそいます。できるだけ早くCCU（冠動脈疾患集中治療室）のある病院へ搬送《はんそう》してもらい、専門的な検査や治療を受ける必要があるのです。

救急車を手配する場合、自分がいる現在地や電話番号、倒れている人の容態をはっきり伝え、救急車が到着《とうちゃく》するまでにしておくべき対処法を聞き、それを復唱するようにします。

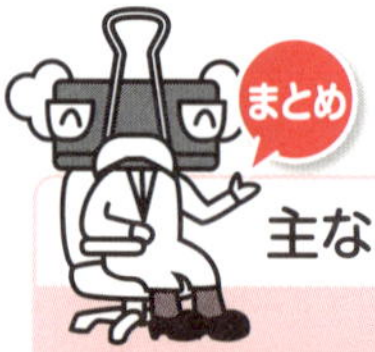

主な心臓病について

- **不整脈は、電気刺激の発生または電気刺激の伝導の異常**
- **狭心症は心筋への血流が一時的に悪化した状態**
- **心筋梗塞は冠動脈の血流が途《と》絶《だ》え、そこから先の心筋が壊死した状態**
- **狭心症・心筋梗塞のおもな原因は動脈硬化と冠動脈のけいれん（スパスム・攣縮）である**
- **動脈硬化も攣縮も血管内皮の損傷部位に起こる**

検査

心臓病を発見するための さまざまな検査方法

心臓病を疑わせる自覚症状《しょうじょう》があるなら、
速やかに検査を受けることが治療《ちりょう》の第一歩。
ここからはさまざまな検査方法について解説します。

基本的な検査

安静時心電図

心臓病が疑われる場合、もっとも基本的な検査となるのが〝心電図〟です。

電極を胸に６カ所と両手首、両足首に貼《は》り付けて、心筋の興奮によって起こる電流に異常がないか検査します。

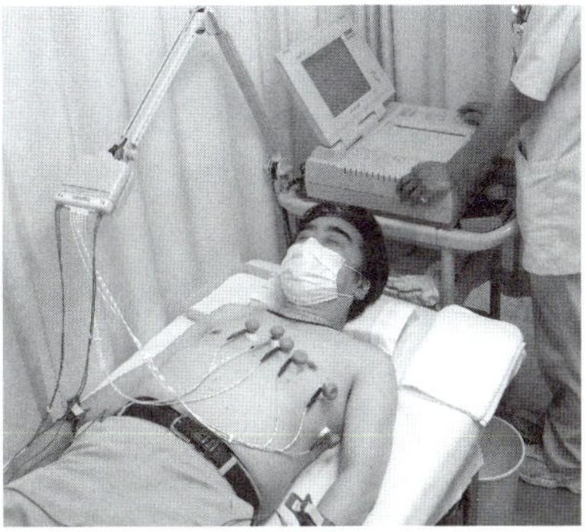

心電図検査

検査中は、ベッドに仰向けに寝て、安静にして力を抜きます。電極を貼り付けたからといっても、電流を流したり、刺激《しげき》を与えるわけではないので、苦痛もなく、２～３分ほどで終わります。

心電図をとることで、心

臓の拍動《はくどう》のリズムや刺激伝導系の異常、心房《しんぼう》や心室の負荷、心《しん》筋梗塞《きんこうそく》などがわかります。ただし、安静時心電図検査は、10 秒間くらいしか記録しないため、時々しか起こらない不整脈の診断には向きません。

胸部エックス線写真

胸痛や息苦しさがあり、心臓病を疑う場合によく行われるのが「胸部エックス線検査」。

胸部エックス線検査で撮影された心臓の画像には、大動脈・上大静脈といった血管も写し出されます。

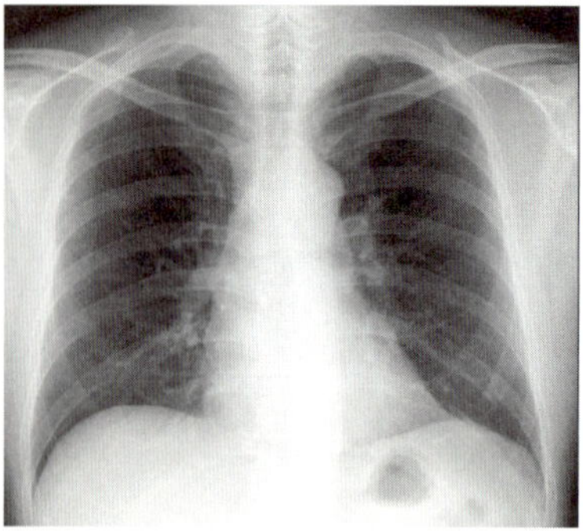

正常な人の胸部エックス線写真

また、心臓と一緒《いっしょ》に写っている肺の状態を調べることもあります。息苦しさなどの原因が心臓または肺のいずれに由来するものか、心臓と肺の疾患《しっかん》が併発《へいはつ》していないかなど、胸部の総合的な判断としては不可欠な検査です。

心エコー検査

人間の耳では聞こえない高い周波数の音を〝超音波《ちょうおんぱ》〟といいます。この超音波は一定方向に直進し、性質の異なる物質の境目からはね返ってくるという性質があります。その特性を用いた検査法が「心エコー図検査」(超音波検査)。からだの表面から心臓に向けて超音波を発信し、その反射波（エコー）をコンピュータ処理してモニター上に画像として映し出します。

この方法では心臓全体の形状はもちろん、心房や心室の形や大きさ、心臓弁などの内部構造、収縮や拡張を繰《く》り返す心臓の様子を観察することができるので、心臓のさまざまな疾患に対して、きわめて有効な診断《しんだん》が可能となるのです。

また、血流の方向を２色の画像で表示できる「カラードップラー法」を併用すれば、弁の機能不全による血流の乱れを見つけるなど、心臓弁膜症《べんまくしょう》の診断にも大いに威力《いりょく》を発揮します。

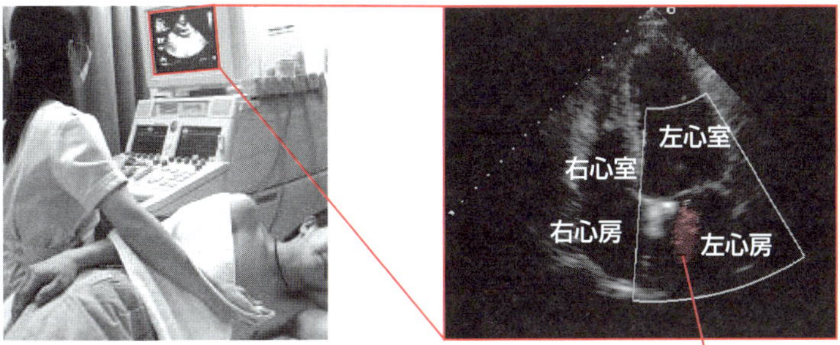

心臓を胸壁に近づけるため
左を下に横になる

血液が逆流しているところ
（僧帽弁閉鎖不全症）

ホルター心電図

生活したまま心電図を記録し、症状が出たときその心電図を見ることにより、不整脈や狭心症《きょうしんしょう》の診断を行うのが「ホルター心電図」です。安静時心電図では10秒間ほどしか記録されないため、不整脈の診断には不可欠です。５カ所ほどの電極とマッチ箱程度の記録器をつけ、何か症状があったときにはボタンを押してマーカーを入れます。最近は防水型もありますが、通常はお風呂《ふろ》には入れません。かぶれやすい人は塗ってもテープや電極のはがれないモイストジェルが一般に売られていますので試してみると良いでしょう。

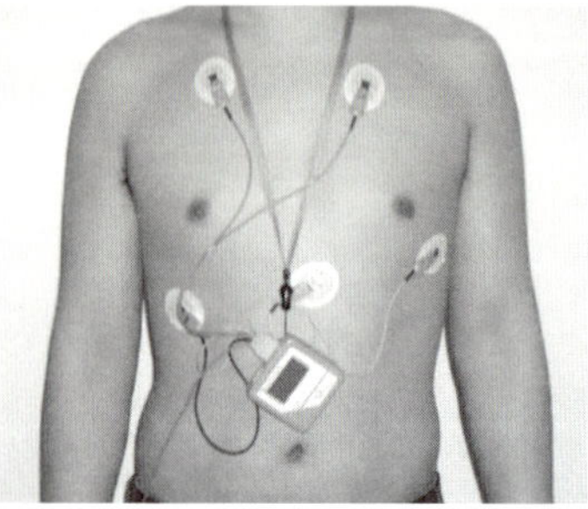
ホルター心電図

運動負荷試験

運動によって、検査を受ける人の心臓にあえて負荷をかけ、心拍数《しんぱくすう》や心電図波形の変化を測定します。主に狭心症の診断や不整脈が運動で誘発《ゆうはつ》されるかどうかなどを調べます。

この検査はいくつかの種類に分けられます。もっとも一般的《いっぱんてき》

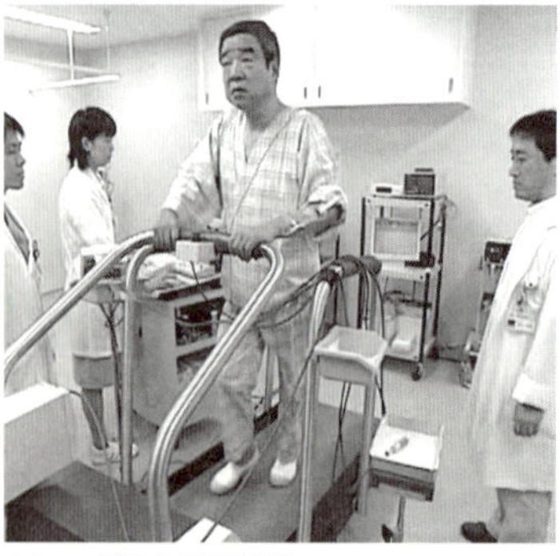
トレッドミル負荷試験

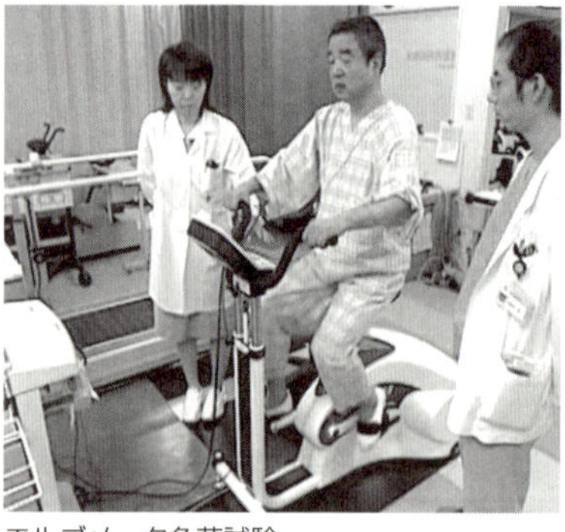
エルゴメータ負荷試験

で、正確な所見をとれるのが「トレッドミル法」。ベルトコンベア状のマシンの上を歩行するというもので、ベルトの傾斜《けいしゃ》や回転速度を徐々《じょじょ》に上げて負荷を加え、限界を感じるまで続けます。

ほかには、自転車のような装置のペダルをこいで心拍数を測定する「エルゴメータ法」、踏《ふ》み台の昇降《しょうこう》を繰り返して数値を測定する「マスター２階段法」などがあります。

これらの運動負荷試験により、労作時の息切れや動悸《どうき》、運動制限の原因となる心臓病の診断や、安静時には見つけにくい狭心症などの発見にも有効です。ただし、不安定狭心症の場合には用いられません。

BNP・NT-proBNP測定

BNPとは「脳性ナトリウム利尿《りにょう》ペプチド」、NT-proBNPとは「N末端《まったん》プロ脳性ナトリウム利尿ペプチド」という、ともに心臓から分泌《ぶんぴつ》されるホルモンの一種。なんらかの要因で心臓に負担がかかる場合、血圧を下げたり、利尿作用を高めたりと、心臓への負担を軽減するはたらきをします。

そのため心臓の機能に異常が生じると、BNPおよびNT-proBNPの血中濃度《のうど》は上昇。このことから血液検査によってBNP・NT-proBNPの血中量を測定すれば、心不全の重症度だけでなく心疾患の有無または早期の心不全のスクリーニング（ふるいわけ）といった診断に役立てることができるのです。

また、心不全の症状が改善すればBNP・NT-proBNP数値は下がることから、病気の進行具合や治療方法のよしあしを判断する指標にもなります。

専門的な検査

加算平均心電図

いろいろな心臓病で心筋が傷つくと、その部位は刺激が伝わらなかったり、伝わりにくくなり、心室頻拍を起こしやすくなります。この遅延した微小《びしょう》電位（心室遅延《ちえん》電位：Late potential）を体表面から記録する方法として加算平均心電図があります。通常の心電図では記録困難な微小な電位を心電図をかさねて記録することで大きく描《えが》き出します。心室性頻拍を起こしやすいかという素地を見つけたり、通常はカテーテル検査でしか記録できないヒス束《そく》の電位を調べたりする検査です（体外ヒス束心電図）。やり方は普通《ふつう》の安静時心電図と同じです。

イベント型心電計・携帯《けいたい》型心電計

動悸や胸痛が毎日起こるのであれば、ホルター心電図（45頁）で、そのときの心電図が確認できますが、数日に一度程度しか症状がない場合には、数日間電極をつけて、症状が出たときに患者さんがボタンを押して記録するタイプの小型心電計が使われます。また、電極をつけっぱなしにせず、症状が出たときに小型の心電計を胸にあてて記録する携帯型心電計もあります。病院で貸し出してもらうのが普通ですが、一般の人が自分で記録できる携帯型心電計も売られています。

心肺運動負荷試験

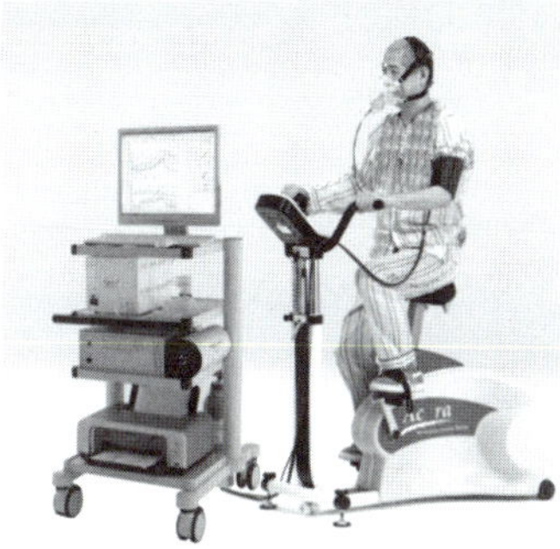

運動負荷試験（46頁）に、連続呼気《こき》ガス分析を加えた検査です。心電図の電極以外に呼気を計測するマスクをつけて、トレッドミルやエルゴメータで運動します。運動中の血圧や心電図の情報ばかりでなく、心臓からの血液の拍出の状態、呼吸の状態、からだ全体のエネルギー代謝《たいしゃ》がわかるので、心不全が疑われる人によく行われます。運動時の呼吸困難が心臓病によるものか、呼吸器（肺）の病気によるものか、単に運動不足によるものかなどの鑑別《かんべつ》ができます。また、どのくらいの運動の強さから無酸素運動が始まって、心臓に負担をかけるのかもわかります。スポーツマンの持久力トレーニングや心臓病や腎臓《じんぞう》病、高血圧の人、*脂質《ししつ》異常症や肥満の人が、どのくらいの運動をするのが適切かなど指示する、「運動処方《しょほう》」に使われます。

ヘッドアップティルト試験

失神発作を起こす人の検査です。60度ぐらいに傾斜したベッドに寄りかかって立つ検査で、血圧や心電図を測定します。発作を起こす患者さんの場合、自律神経や血管機能の異常で血圧が大きく低下したり、徐脈《じょみゃく》になったりして意識がなくなる場合があります。

CT 血管造影《ぞうえい》・RI シンチグラフィー・MRI 検査

● CT 血管造影——カテーテルなしで血管を調べる

エックス線などの放射線を使ってからだの断面を輪切り撮影し、コンピュータ処理した画像に写し出す CT（コンピュータ断層撮影）検査。この技術を用いて静脈内に造影剤を注入してから撮影を行うと、体内にカテーテルを挿入することなく血管の状態を調べることができます。

これは心臓だけでなく脳の血管（脳動脈）の検査にも用いられます。画像処理技術の向上により、最近では立体画像で表示することも可能です。欠点としては造影剤の量が多いことや、気管支ぜんそく、腎機能低下例の造影剤アレルギーの人にはできないことです。

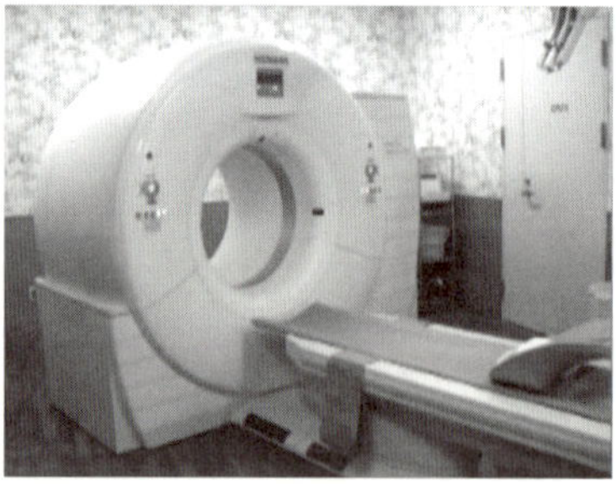

● RI シンチグラフィー——放射性同位元素の分布を撮影する

心筋への血流量の状態を見る検査です。RI とはラジオアイソトープ（放射性同位元素）のこと。微量ですぐに放射能が消える放射性同位元素を注射をして、心筋への分布をガンマカメラ（体内から放出されたガンマ線を画像化する装置）で撮ります。よく行われる方法として、運動負《ふ》荷《か》試験を行い、運動直後と安静にしていた４時間後に写真を撮り、比較する方法です。狭心症では、負荷直後に血流の不十分な心筋が欠損像《けっそんぞう》としてみられ、４時間後には同じ部位にも血流が行っているので、比較すると差が見られます。また、この検査で使う試《し》薬《やく》は高価で数時間しか持たないため、予約のキャンセルはなるべく控えましょう。

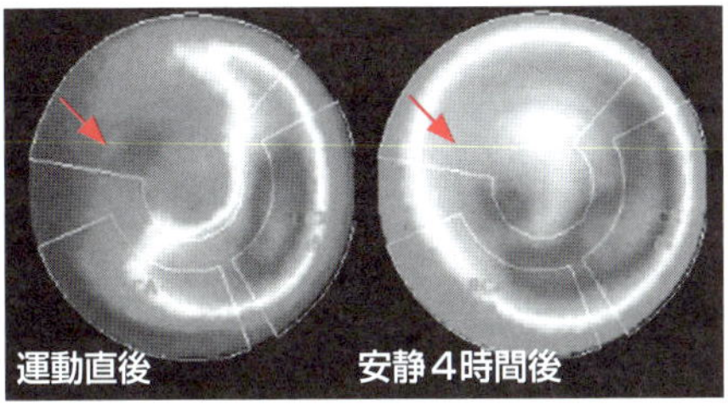

労作狭心症の運動負荷心筋シンチグラフィーの例。ブルズアイ(牛の目玉)と呼ばれる表現方法で、左心室の内側から見た図。左の運動直後では、矢印の部分が三日月型(血流が乏しい)となり、安静にして４時間後に撮影すると(右)、円型(血流がある)となっていることから、運動により左冠動脈の流域に虚血が起こることがわかる。

● MRI検査——肉体的負担が少ない

MRI検査では「核《かく》磁《じ》気《き》共鳴画像」という撮影技術を用いますが、CTとは似ているようでメカニズムがまったく異なります。エックス線などの放射線、造影剤、カテーテルを

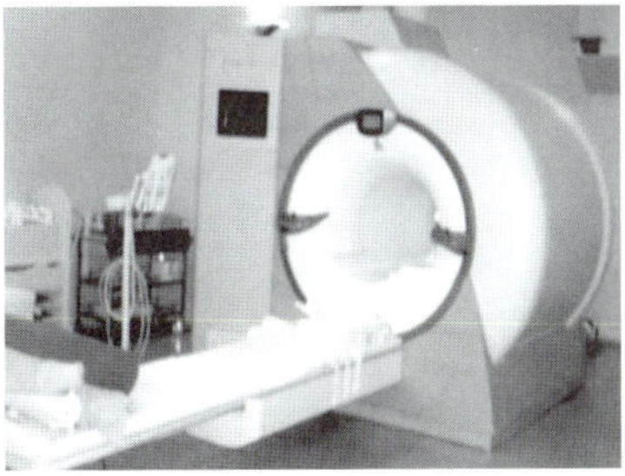

使用しないので、検査を受ける人の肉体的負担はもっとも少ないのがメリット。CT にくらべ、心筋の状態についての情報は多いのですが、冠動脈についてはCT の方が優れています。また体内に金属があったり入れ墨があると施行できません。

心臓カテーテル検査

直径２～３㎜の細くてやわらかいチューブ（カテーテル）を腕《うで》や脚《あし》のつけ根の血管から挿入《そうにゅう》し、心臓まで送り込んで、冠《かん》動脈の内部や心臓の状態を検査します。

不整脈の場合には、カテーテルの先端に電極をつけて電気刺激を与えながら伝導の様子を測定。また狭心症や心筋梗塞の症例では、カテーテルの先端から冠動脈に造影剤《ぞうえいざい》を注入してエックス線で

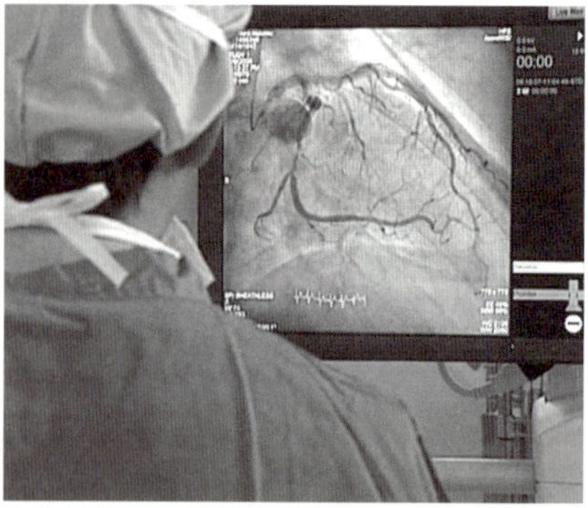

心臓カテーテル検査と血管造影画像（下）

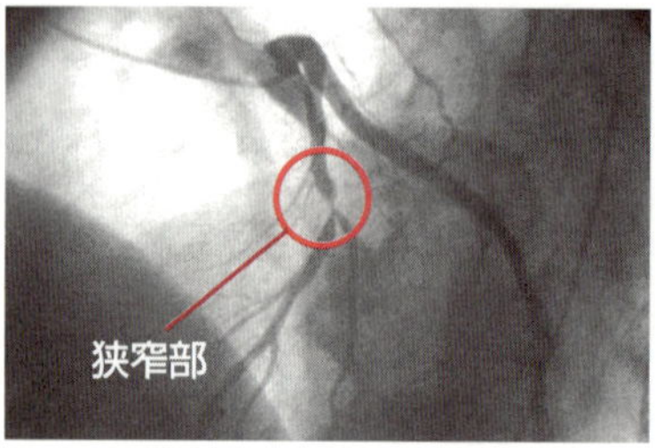

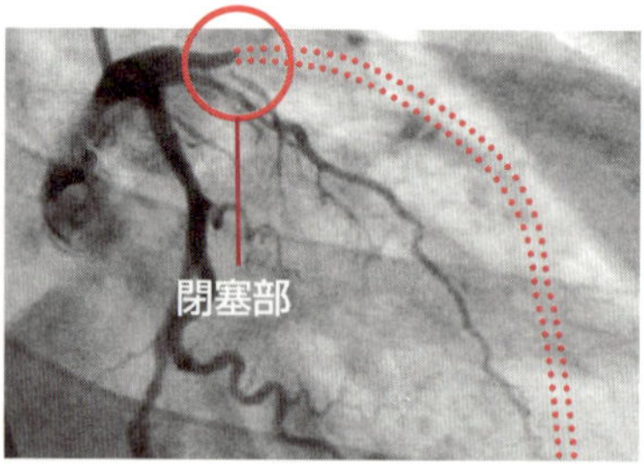

撮影（冠動脈造影検査）。血管の狭《せま》くなったり詰《つ》まったりした部分を、はっきりと画像上にとらえることができます。

それ以外にも心臓の内圧を調べたり、心筋の一部を取り出したり（心筋生検《しんきんせいけん》）と、カテーテルを使った検査ではほかの検査方法よりも心臓や血管の状態を詳《くわ》しく測定することができるのです。

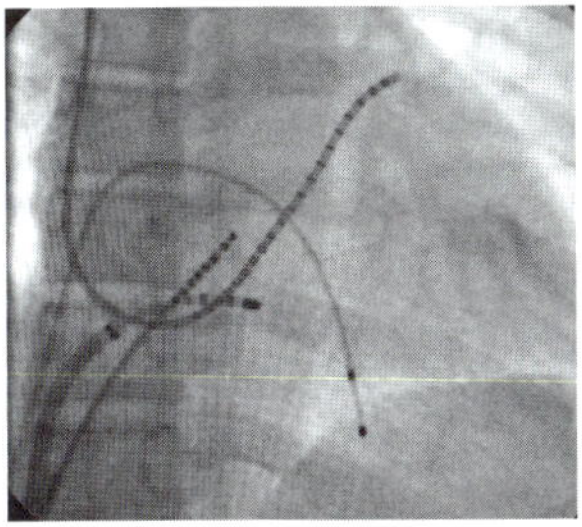

カテーテル検査一つの電気生理学的検査。心臓の中に数本の電極カテーテルを入れて、電気刺激を行い、不整脈の診断をする。

とくに冠動脈造影検査は、虚血性疾患の診断では重要な役割を果たします。手術は局所麻酔《ますい》を行ったのち１時間ほどで終了。安静を保つために２～３日入院するのが一般的です。

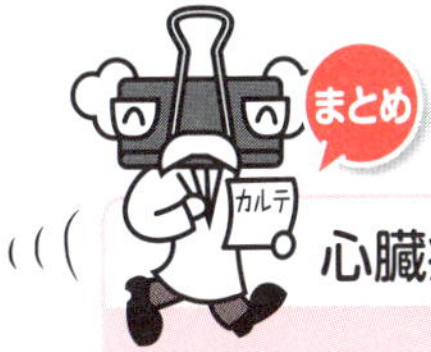

心臓病の発見・診断のための検査

- 運動負荷試験は安静時に見つけにくい心臓病の発見に有効
- 心臓の検査には、心電図、胸部エックス線検査や心エコー図検査のほか、心臓カテーテル検査、RI シンチグラフィー、CT 血管造影、心臓MRI 検査などがある
- BNP や NT-proBNP は心不全などのスクリーニングとして用いられる

さらにくわしく知るための
ドクターズ アドバイス 1

心臓病診断に革命をもたらした機器「マルチスライスCT」

榊原記念病院
副院長 **伊東 春樹**先生

心臓カテーテル検査にともなう被験者のリスク

動脈に針を刺《さ》し、直接カテーテルを使って直接冠動脈を撮影する「冠動脈造影」。この検査方法では心臓の大きさや動き方、血管の詰まり具合まで詳しく調べることができます。

一方で、検査を受ける人にはリスクもあります。カテーテルを体内に挿入するために局所麻酔を使い、カテーテルを冠動脈まで進めていく過程では動脈壁《へき》を傷つけてしまったり、あるいはそれが原因で新たな狭窄ができてしまうという危険性もゼロではありません。そこで最近はCTを使った冠動脈造影が行われるようになりました。従来のCT撮影では、常時動き続けている心臓を精密に写し出すことは困難でしたが、機械の進歩により、それが可能と成りました。

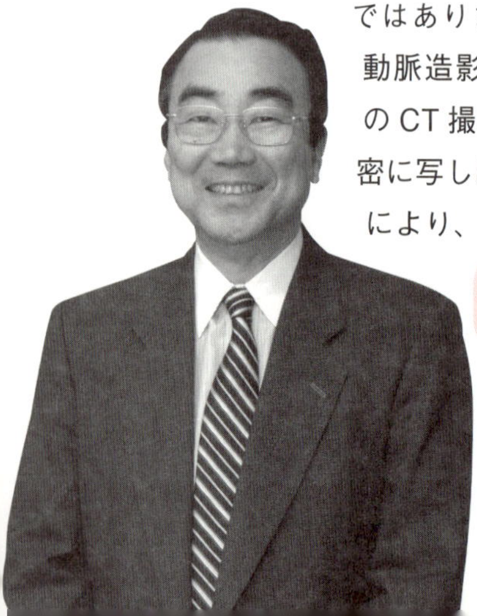

縦横を組み合わせた高画質な立体画像を実現

近年登場した「マルチスライスCT」に注目が集まっています。これは複数のエックス線検出器を配列させた新しい技術。従来のCT撮影ではエックス線検出器が1列のみでしたが、それを64列以上に増やし、色々な方向から確認できるようになりました。

また、エックス線検出器の数が増えたことで撮影速度が向上し、より高画質な画像を得られることもメリット。このように縦横の画像を組み合わせることで、心臓を含めた臓器を3Dグラフィックスでとらえることができ、さまざまな方向から臓器を観察することが可能となっています。

従来の問題点をクリアにした、次世代の検査方法

マルチスライスCTは心臓カテーテル検査と同様、体内に造影剤を注入して撮影を行います。とはいっても、腕から点滴《てんてき》によって注入するため、カテーテルを使うときのように動脈壁などを傷つける危険性もありません。

この機器を使えば、高画質でリアルな心臓の画像を見られるだけでなく、検査時間も数分と短くてすみます。最新の256列×2のCTではエックス線放射による検査を受ける人の被曝《ひばく》量も従来に比べて軽減されました。しかし、カテーテル検査による造影より造影剤を多く使用する必要があり、腎機能の低下している人にはおすすめできません。また、動脈硬化《こうか》で石灰《せっかい》化があると放射線が散乱し、診断できない場合もあります。

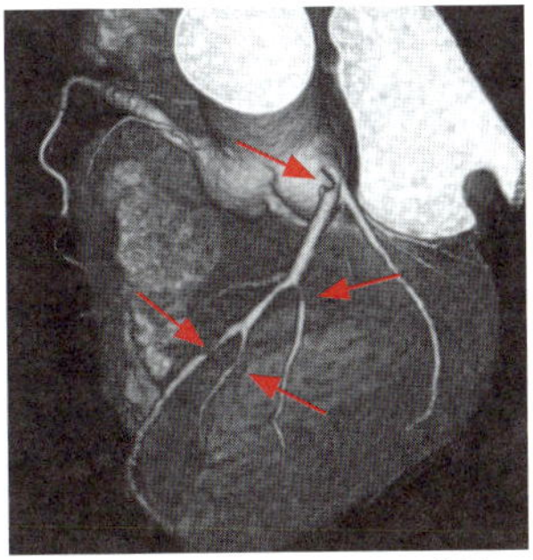

冠動脈CTで、いくつかの冠動脈に、複数の狭窄《きょうさく》が発見された。

Column

検査時の放射線が気になる方へ

エックス線検査などを受ける際の放射線量は以下の通りです

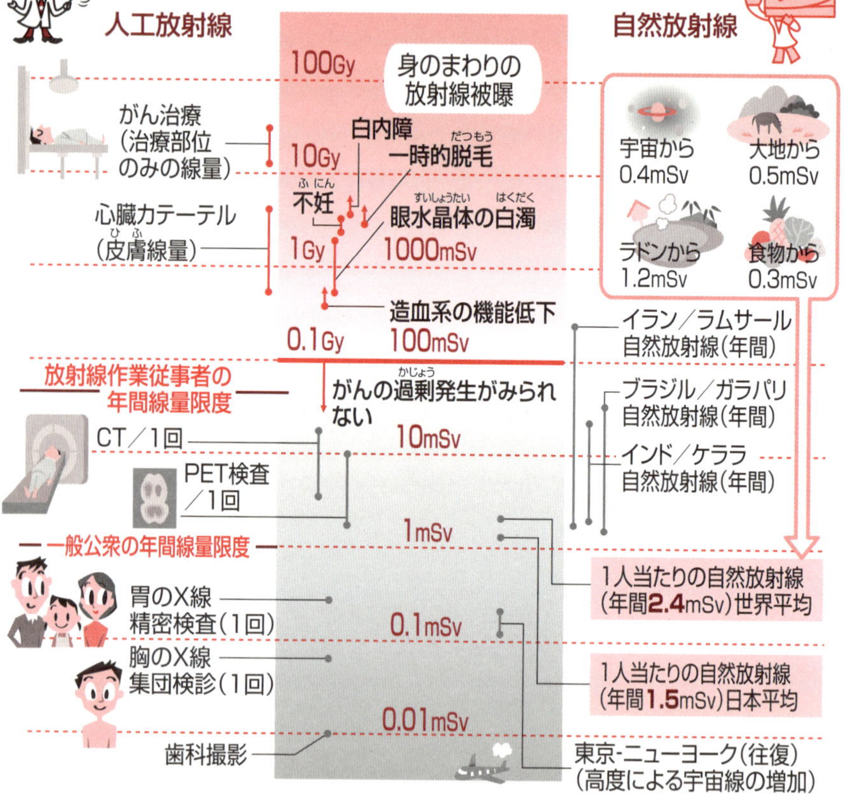

Gy（グレイ） 放射線が人や物に当たったときに、どれぐらいのエネルギーを与えたのかを表す単位

mSv（ミリシーベルト） 放射線が人に対して、がんや遺伝性影響《えいきょう》のリスクをどれぐらい与えるのかを評価する単位

ご注意

1）数値は有効数字などを考慮《こうりょ》した概数《がいすう》。
2）目盛（点線）は対数表示になっています。目盛が　ひとつ上がる度に10倍となる。
3）図は、予告なく変更《へんこう》される場合がある。

出典：UNSCEAR2000年報告書，ICRP2007年勧告，日本放射線技士会医療被ばくガイドラインなどより
※独立行政法人　放射線医学総合研究所作成のものを改編

第2章

不整脈と さまざまな治療法

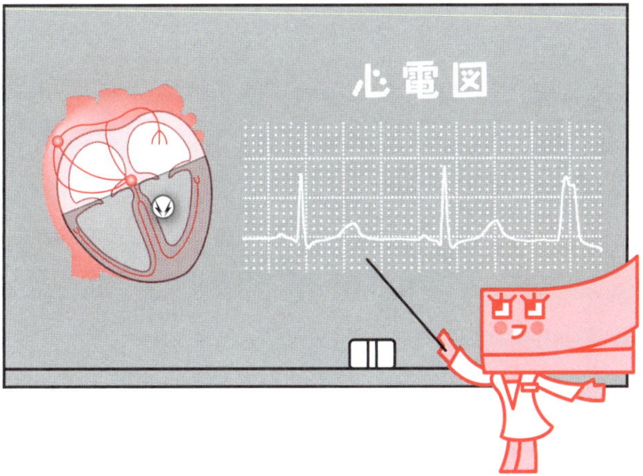

不整脈には、突然死につながる危険なものや、そうでないものなどさまざまなタイプがあります。本章では不整脈の多彩《たさい》な病状に併《あわ》せ、危険な不整脈の治療法を紹介します。

リズム

心臓の規則的な心拍《しんぱく》リズムが乱れる「不整脈」

不整脈とは、心臓の収縮をコントロールする刺激《しげき》の発生や刺激の伝導に異常があるものです。大きく、拍動《はくどう》が速くなる「頻脈《ひんみゃく》性不整脈」、遅くなる「徐脈《じょみゃく》性不整脈」に分けられます。

脈の乱れというよりも、心拍の乱れで起こる

心臓の規則的な拍動（収縮と拡張）は、右心房《うしんぼう》の上部にある特殊《とくしゅ》な心筋「洞結節《どうけっせつ》」から発せられる電気信号によって起こります。

心臓に「動け」と命令するこの電気刺激は、洞結節から〝心房内伝導路→房室結節《ぼうしつけっせつ》→ヒス束《そく》→右脚《うきゃく》・左脚《さきゃく》→プルキンエ線維《せんい》〟の流れで心室へと伝わります。そして心室は正しく収縮し、一定の時間をおいて再び緩《ゆる》んで拡張するというのが拍動のしくみです。

不整脈は、「刺激伝導系」と呼ばれるこの命令系統に何らかの異常が生じ、洞結節ではないほかの部位から電気信号が発生したり、刺激が正常に伝わらないなどの場合に起こります。

不整脈とは、その名称《めいしょう》から脈が速くなったり遅くなったり、リズムが乱れたりする現象ととらえがちですが、実際は心臓に

図10 リンク **刺激伝導系**

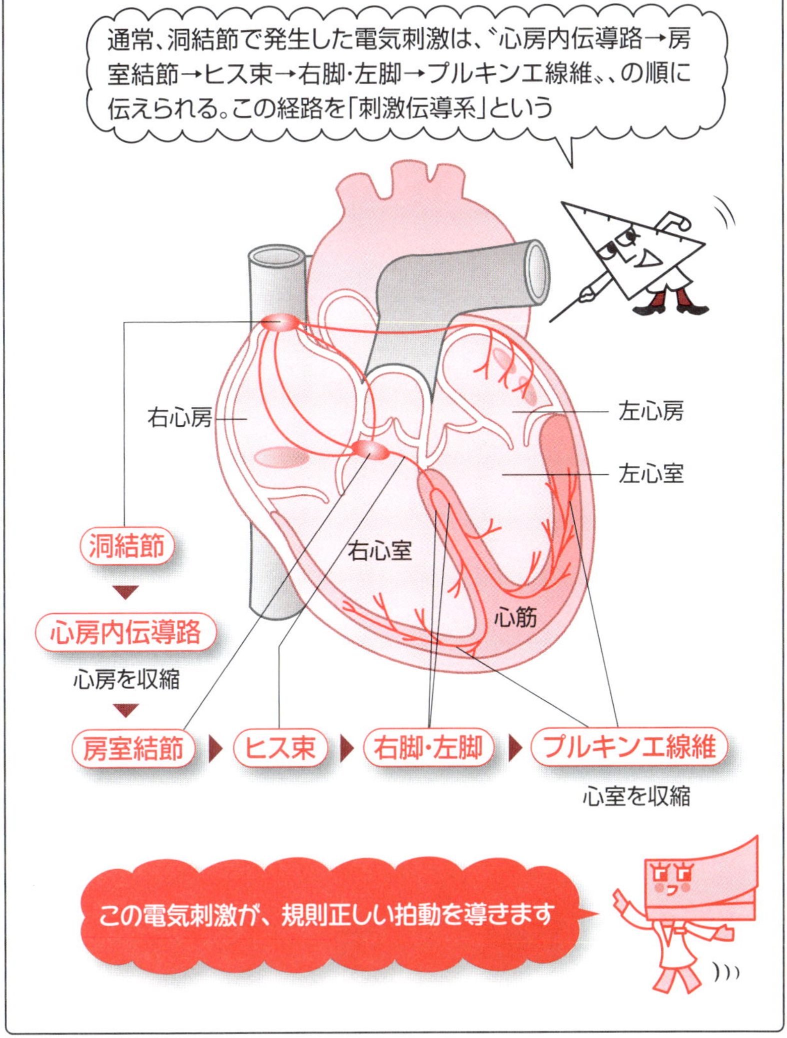
通常、洞結節で発生した電気刺激は、〝心房内伝導路→房室結節→ヒス束→右脚·左脚→プルキンエ線維〟、の順に伝えられる。この経路を「刺激伝導系」という
右心房
左心房
左心室
右心室
心筋
洞結節
心房内伝導路
心房を収縮
房室結節
ヒス束
右脚·左脚
プルキンエ線維
心室を収縮
この電気刺激が、規則正しい拍動を導きます

流れる電気信号の異常をさし、リズムの乱れのない不整脈もあるのです。

洞結節以外で異常な刺激がつくられる「発生異常」（異常自動能）

不整脈が起きる原因は大きく分けて２つ――「発生異常」と「伝達異常」です。

発生異常とは、本来のペースメーカである洞結節のほかに〝自動能〟をもつ特殊な部位、たとえば「心房筋」「房室結節」「ヒス束」「脚」「プルキンエ線維」「心室筋」などから電気信号が出されることをいいます。

心臓を構成する心筋や、伝導系などの特殊心筋は、すべて自動能をもっています。自動能とは、心筋を動かすための電気信号を心筋細胞自体がつくり出すこと。

電気信号は通常、洞結節から発生しますが、何らかの原因で発生しなくなったときは、洞結節に代わって房室結節・ヒス束・プルキンエ線維・心室などが自動能をはたらかせます。つまり、電気信号がとどこおって心停止を起こすことのないように、バックアップ体制がとられているのです。

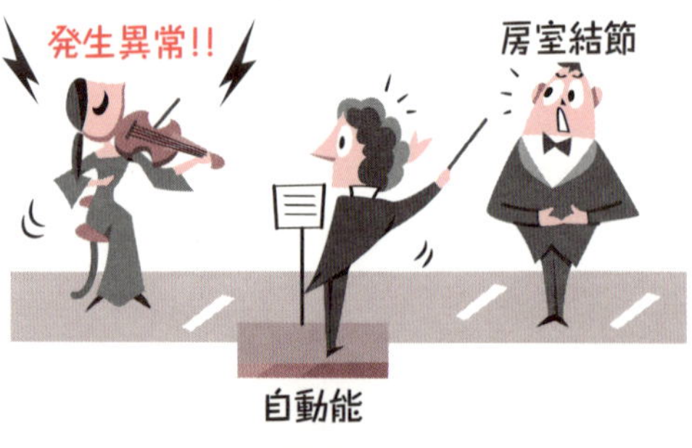

11

ところが、洞結節の自動能が正常に機能しているにもかかわらず、ほかの部位から異常な刺激が発生すると、拍動のリズムが乱れて不整脈を起こすことがあります。速いタイミングで命令を出すことで心拍数が毎分 100 回以上になることを「頻拍《ひんぱく》」といい、多数の部位から同時に命令が出て心房や心室がけいれん状態になることを「細動《さいどう》」といいます。

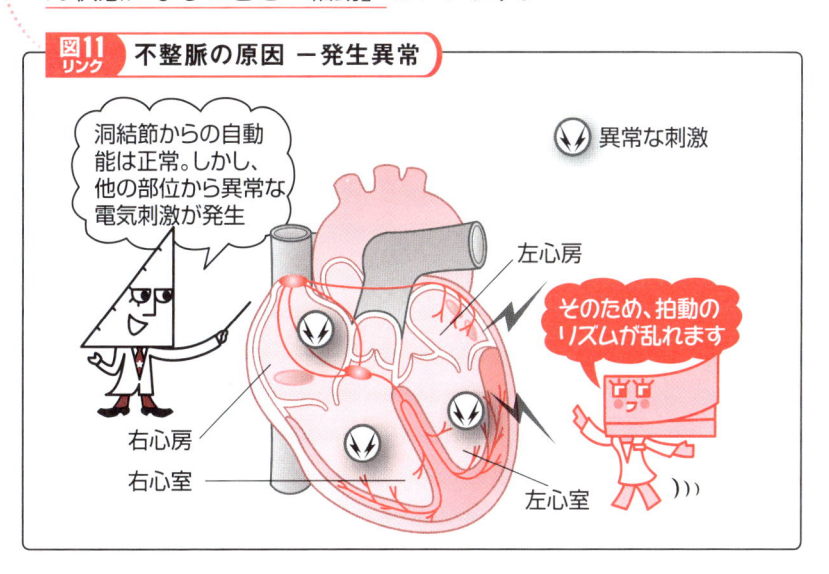

図11 リンク　不整脈の原因 ー発生異常

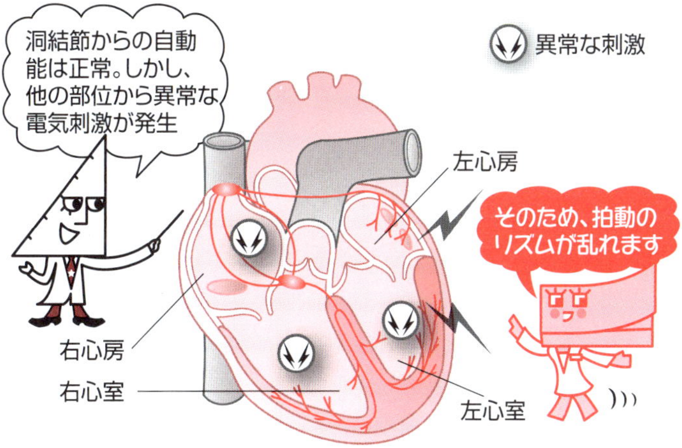
洞結節からの自動能は正常。しかし、他の部位から異常な電気刺激が発生
異常な刺激
左心房
そのため、拍動のリズムが乱れます
右心房
右心室
左心室

電気信号が適切なタイミングで伝わらない「伝導異常」（リエントリー）

通常、洞結節で発生した電気信号は刺激伝導系を通って心室へと伝わり、心臓を収縮させます。

ところが、この刺激が心臓のなかをグルグル回り続ける「リ

次頁 12

エントリー」と呼ばれる状態になると、心臓は収縮を繰《く》り返し、心拍数の速い〝頻脈性不整脈〟となります。

また、心筋の何らかの障害が原因で電気信号の遮断《しゃだん》、あるいは伝導の遅延《ちえん》が起こることを「ブロック」といいますが、どこの部位にブロックが起こるかによって不整脈のタイプは分かれます。

たとえば、洞結節から心房に刺激が伝わらないことを「洞房《どうぼう》ブロック」、心房と心室のあいだで刺激が伝わらないことを「房室ブロック」、脚《きゃく》の部分で刺激が伝わらないことを「右脚ブロック」あるいは「左脚ブロック」といいます。

正常な心臓の拍動とは

健康な成人の場合、安静時の心拍数数は1分間に50～100回程度が正常と考えられ、この心拍が、正常な洞結節の発生する刺激とその後の伝導で行われている場合、「正常洞調律」といいます。また、拍動とは、心臓が収縮と拡張を繰り返す運動のことで、血液はこの拍動によって、心臓から全身に送り出されます。

全身へ送り出される血液量は心拍出量と呼ばれ、若い健康な男性では、安静時に4～5L／分、最大運動時では20～25L／分と増えます。心拍出量は1回拍出量と1分間の心拍数の積で決まりますので、心拍数が下がるか、1回拍出量が減ると、心拍出量も減ってしまいます。逆にスポーツ選手など、1回拍出量が多い人では、安静時の心拍数が少なくてすむので、心拍数が50以下の人は少なくありません。これを〝洞性《どうせい》徐脈〟といいます。

図12 リンク 不整脈の原因 ― 伝達異常

リエントリー

刺激が消失せずに心臓のなかをぐるぐる回り、収縮と拡張を繰り返す

ブロック

刺激の遅延・遮断が起き、刺激が正しく伝わらない

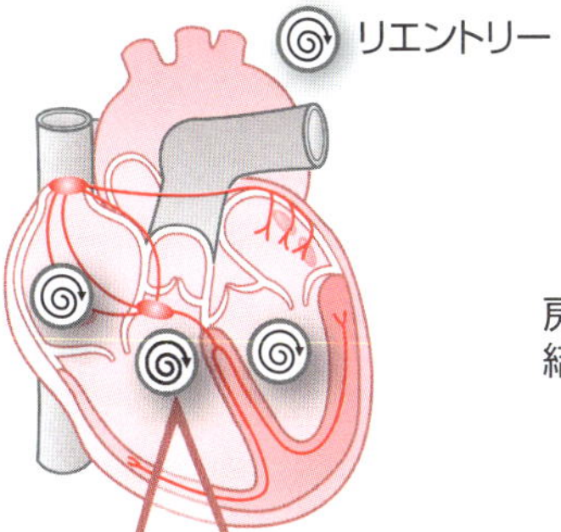
リエントリー

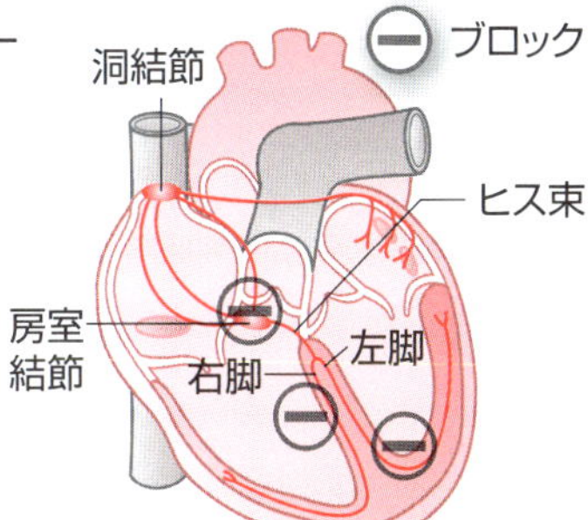
ブロック
洞結節
ヒス束
房室結節
右脚
左脚

電気信号の迷路「リエントリー」。発生の3つの条件は……

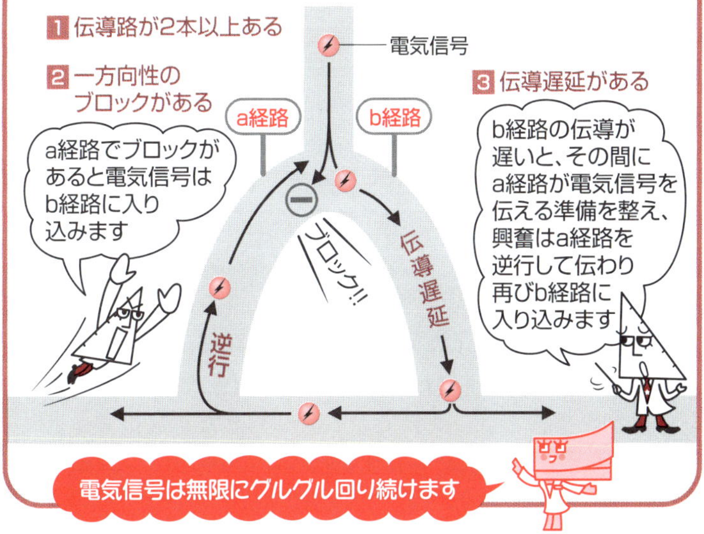
1 伝導路が2本以上ある
2 一方向性のブロックがある
3 伝導遅延がある
電気信号
a経路
b経路
a経路でブロックがあると電気信号はb経路に入り込みます
b経路の伝導が遅いと、その間にa経路が電気信号を伝える準備を整え、興奮はa経路を逆行して伝わり再びb経路に入り込みます
ブロック!!
伝導遅延
逆行
電気信号は無限にグルグル回り続けます

図13 リンク 正常な心電図

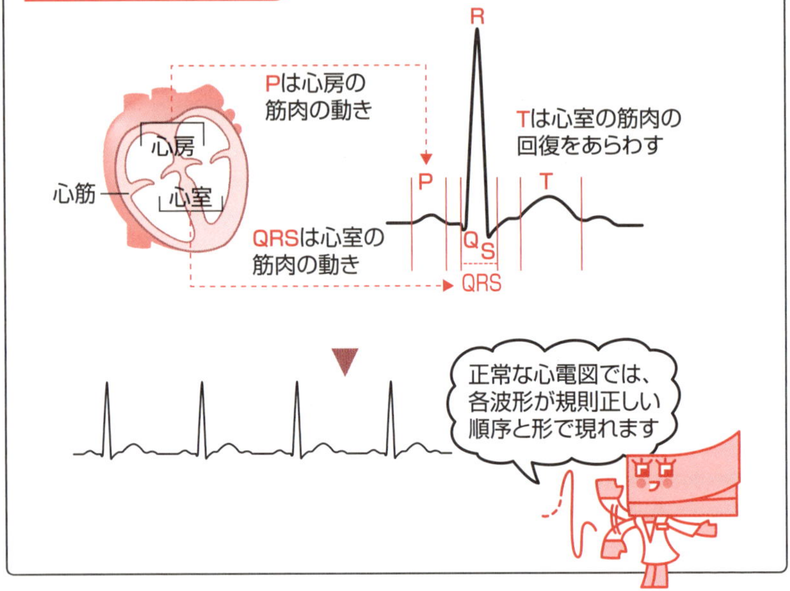

Pは心房の筋肉の動き
心房
心筋
心室
QRSは心室の筋肉の動き
R
Tは心室の筋肉の回復をあらわす
P
T
Q
S
QRS
正常な心電図では、各波形が規則正しい順序と形で現れます

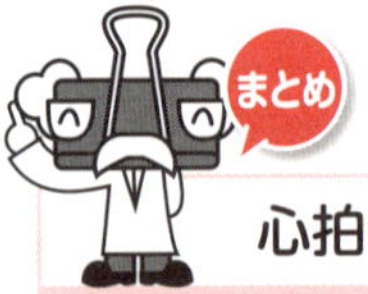

まとめ

心拍のリズムが乱れる原因

- 不整脈の原因には、大きく分けて「発生異常」と「伝導異常」の２つがある
- 発生異常とは、洞結節の異常や洞結節以外の部位から異常な電気信号が発生している状態
- 伝導異常とは、洞結節から発せられた電気信号が適切な速度と経路で伝わらない状態

タイプ

不整脈のさまざまなタイプとその特徴

不整脈には、さまざまな症状や原因があります。
代表的な「徐脈性不整脈《じょみゃくせいふせいみゃく》」や「期外収縮《きがいしゅうしゅく》」、「頻脈《ひんみゃく》性不整脈」を中心に解説します。

1分間の心拍《しんぱく》数が50回以下になる「徐脈性不整脈」

徐脈性不整脈とは、心拍のリズムが極端《きょくたん》に遅《おそ》くなるもので、1分間の心拍数が50回以下の場合をさします。電気信号が何らかの原因で刺激《しげき》伝導系を円滑《えんかつ》に伝わらないことを〝ブロック〟といいますが（62頁）、この状態におちいると心臓の収縮が遅《おく》れ、心拍数が減少することがあります。また、電気信号を発生させる洞結節《どうけっせつ》が機能不全を起こし、さらにほかの部位がもつ自動能（バックアップ機能）もうまくはたらかない場合、心臓が停止することがあります。

心拍数が減少すると、全身へ送り出す血液の量が少なくなってだるさや疲《つか》れやすさを感じたり、さらに脳への血流が低下してめまいや失神を引き起こすことも。このタイプの不整脈には「洞不全《どうふぜん》症候群」「房室《ぼうしつ》ブロック」「脚《きゃく》ブロック」の3種類があげられます。

洞不全症候群——3つのタイプがある

洞結節の機能不全や機能停止によって、**電気信号の伝導が遅くなったり、途絶《とだ》えたりするものを「洞不全症候群《しょうこうぐん》」といいます。**

洞不全症候群には３つのタイプがあります。洞結節から正常に電気信号が出ているもののリズムが著しく遅い「洞性徐脈」、洞結節からの電気信号が突然出なくなる「洞停止」、洞結節と心房のあいだで信号が伝わらなくなる「洞房ブロック」がそれです。

さらには、洞結節の機能低下に加えて上室性の頻拍《ひんぱく》が起こる「徐脈頻脈症候群《じょみゃくひんみゃくしょうこうぐん》」という特殊《とくしゅ》なタイプもあります。

徐脈の治療では遅い脈を速くし、頻脈の治療では速い脈を抑《おさ》える必要があるため、薬物治療《ちりょう》が難しい不整脈です。徐脈に対してはペースメーカ（106頁）の植え込みを行い、頻脈には抗《こう》不整脈薬を用いるという治療方法をとることもあります。

図14 「洞不全症候群」の例

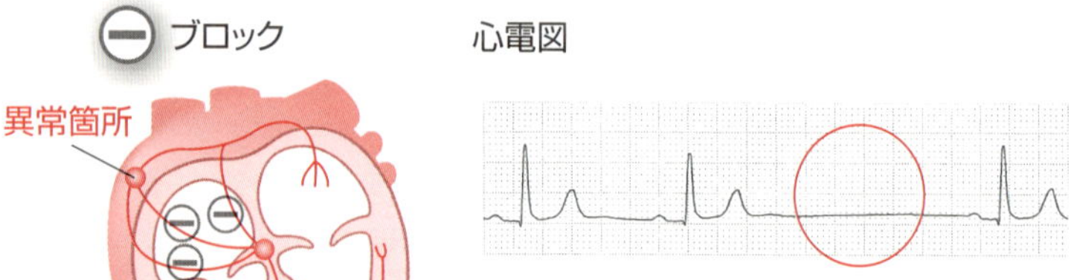

ペースメーカである洞結節から心房筋への刺激が1回ブロックされ、ちょうど1拍分心房と心室の収縮が抜《ぬ》けている

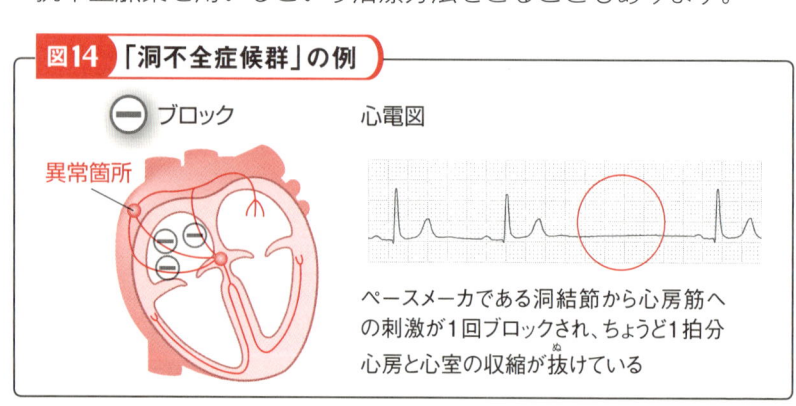

房室ブロック——ひどい場合は心臓停止もある

心房と心室を結んでいる刺激伝導系のうち、房室結節やヒス束《そく》周辺で信号が伝わりづらい、あるいは信号が途絶えてしまうことを房室ブロックといいます。重症度によって分けられ、Ⅰ度房室ブロックは心房から心室への信号の伝達に時間がかかるものをいいます。この場合は徐脈にならず、症状も出ません。Ⅱ度房室ブロックにはウェンケバッハ型とモービッツⅡ型があります。

図15「房室ブロック」の例

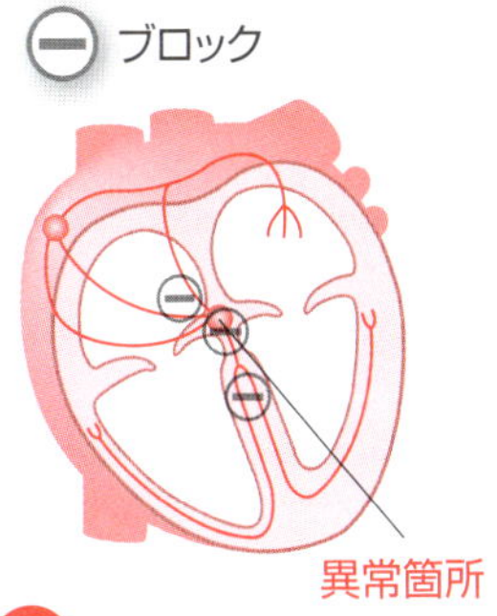

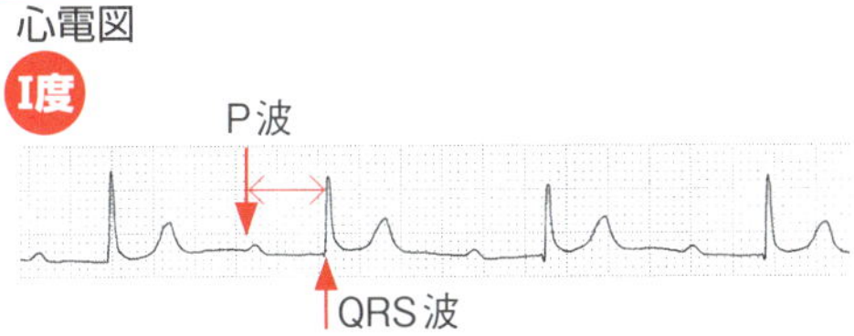

心房の収縮のあと、信号が心室に伝わるのに時間がかかるため、P波とQRS波の間が長い。通常は0.12〜0.20秒だが、この例では0.40秒かかっている

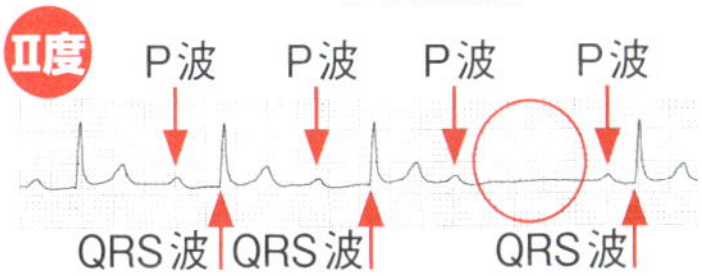

心房から心室への信号の伝導に時間がかかり、時々伝導がブロックされる。1回休むとまた伝導するようになる

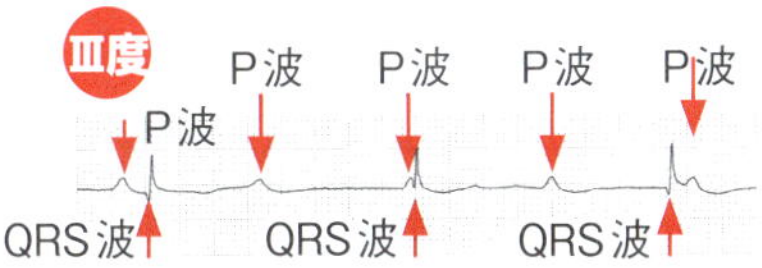

房室結節で信号が途切れているので、心房と心室は互《たが》いに関連なく収縮している。たいていの場合、心室の心拍数は遅くなり、意識消失発作などを起す

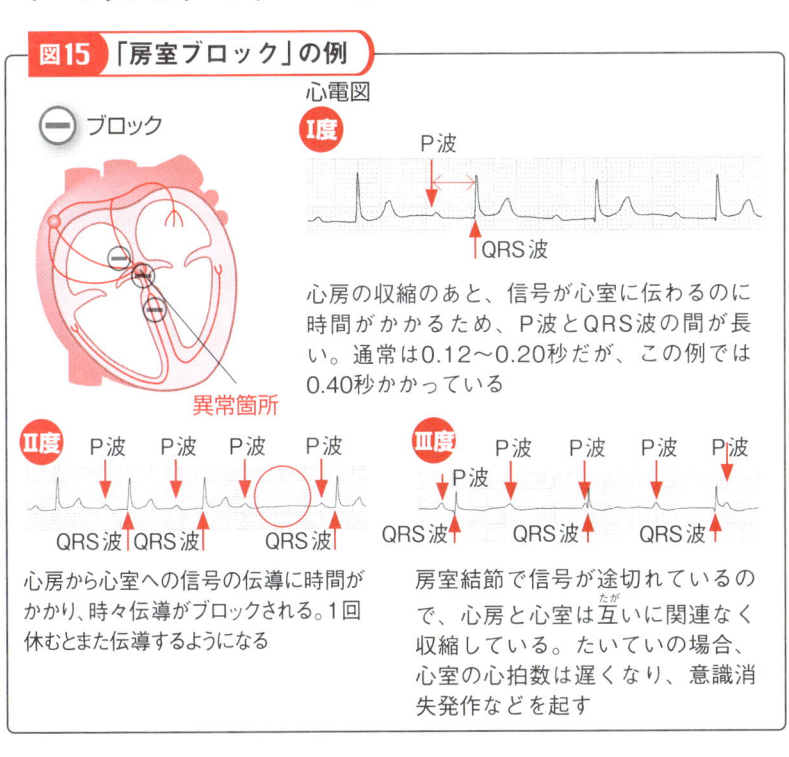

ウェンケバッハ型は心房から心室への伝導時間が次第に延長し、ついに心室への伝導が１回途切れるタイプで、１回休むとまた伝導時間は回復します。モービッツⅡ型は伝導時間の延長なしに、突然心房から心室への伝導が途切れるもので、次に述べるⅢ度に移行しやすいブロックです。

Ⅲ度房室ブロックは完全に心房からの信号が心室に伝わらないものです。突然このような状態が起こっても心臓が停止しないように、心室には自ら信号を発生する自動能が備わっています。ただし、この場合の心拍数は毎分20～40回と通常よりも著しく低下するので、血流量が減少してふらつきやめまい、倦怠《けんたい》感におそわれることがあります。ひどい場合は心臓が停止し、意識を失うことも。

このような失神発作は、なんの前触れもなく起こります。治療はペースメーカです。

不整脈が原因とは気づきにくいものですが、命にかかわることもあるので、症状を感じたら十分な検査が必要です。逆に心拍数がそれほど遅くなく、自覚症状がなければ、治療が不要な場合も少なくありません。

▶ 脚《きゃく》ブロック——進行すればペースメーカを

脚とは、心室内にある電気信号を伝えるケーブルのようなもの。右心室側に伝える右脚《うきゃく》と左心室側に伝える左脚《さきゃく》があり、左脚は左脚前枝《ぜんし》と左脚後枝《こうし》に分けられます。この３本の脚のいずれかが障害され、心室に信号が伝わらなくなった状態を「脚ブロック」といいます。

脚はそれぞれの機能を補い合っているため、1 ～ 2 枝がブロックされてもほかの枝から刺激が伝わるので、たいてい自覚症状はなく治療の必要もありません。3 枝すべてがブロックされる場合（3 枝ブロック）はⅢ度房室ブロックと同じ状態となり、左脚と右脚が交互にブロックされる場合もペースメーカの埋め込みなどが検討されます。

また、「左脚ブロック」はその背後に高血圧や心筋梗塞《しんきんこうそく》や心筋症など基礎《きそ》心疾患《しんしっかん》がひそんでいる可能性があるので注意が必要です。

図16　脚ブロック

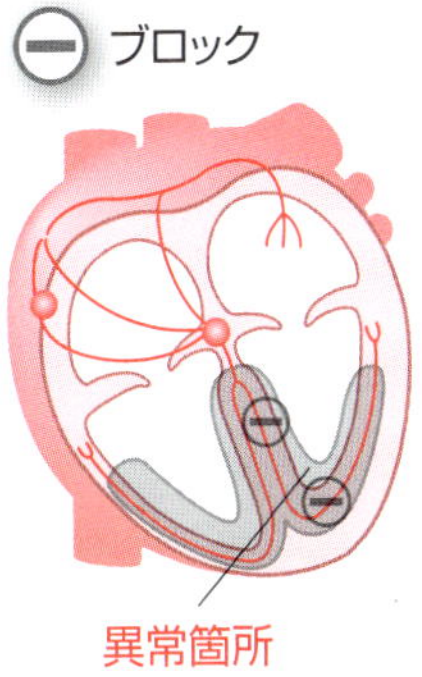

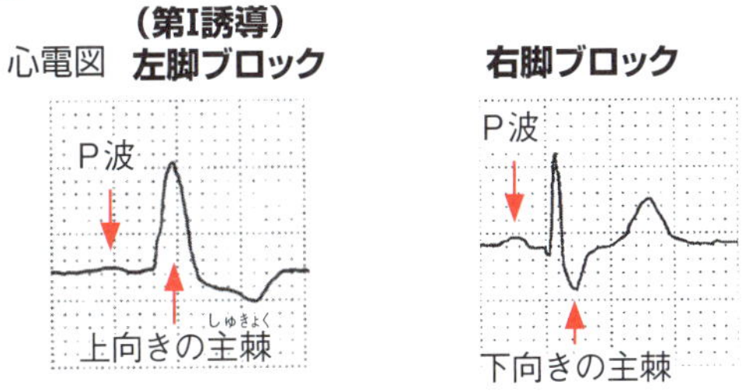

脚ブロックは心室内の脚と呼ばれる伝導路が遮断《しゃだん》された状態。QRS波が広いこと（0.12秒以上）、先行するP波があり（心房細動ではばらばらなQRS波）房室結節までは正常の伝導路を信号が通っている証拠《しょうこ》があることが条件。第Ⅰ誘導のQRS波のなかで、もっとも幅《はば》の広い波（主棘《しゅきょく》）が上向きなら左脚ブロック、下向きなら右脚ブロックである

もっとも多く
みられるタイプ「期外収縮」

期外収縮は、もっとも一般的《いっぱんてき》に起こる不整脈のひとつ。おもな原因は、洞結節から発生した電気信号が刺激伝導系（58頁）へ伝わり、収縮および拡張するという正常な流れのなか、本来ならば電気信号を発生させない心筋の部位で突然、異常な自動能（60頁）がはたらくこと。これによって早いタイミングで心臓が収縮してしまうのです。

自覚症状としては、一瞬「ドキン」としたり、「胸がつまる」感じが多いのですが、症状がなく、偶然に脈をはかっていて一瞬途切れたり、とんだりすることに気づくというケースもあります。健康な人にもよく起こり、「治療の必要はなし」と診断されることも少なくありません。

期外収縮は、異常な電気信号が発生する部位によって2つのタイプに分けられます。1つは、心房あるいは房室結節で生じる「上室性期外収縮」。もう1つは、ヒス束《そく》より下部の心室で生じる「心室性期外収縮」。いずれの期外収縮も単発であれば心臓に悪影響を及《およ》ぼすことはあまりありませんが、自覚症状が強い、あるいは連発したり、頻拍がみられる場合は治療が検討されます。

また、心筋や弁、冠《かん》動脈などが機能低下することで期外収縮が起こるケースも。特に心室性期外収縮が連発する心室頻拍のような、命にかかわる不整脈が誘発《ゆうはつ》されることもあるため、心筋梗塞（130頁）や*心筋症など基礎心疾患がある場合は適切な処置が必要です。

上室性期外収縮——通常より速いタイミングで収縮が起きる

心房から異常な電気信号が発生するものを「心房性期外収縮」、房室結節やヒス束から異常な電気信号が発生するものを「房室結合部性（または結節性）期外収縮」といい、これら2つのタイプを合わせて上室性期外収縮といいます。

これは異常な自動能（異常自動能）によって通常より速いタイミングで心房の収縮が起こるという不整脈。精神的・肉体的なストレス、過労、睡眠《すいみん》不足、喫煙《きつえん》、飲酒、カフェインのとりすぎなどをきっかけに生じます。

多くの場合、自覚症状はありません。症状がある人でもスト

図17 「上室性期外収縮」の例

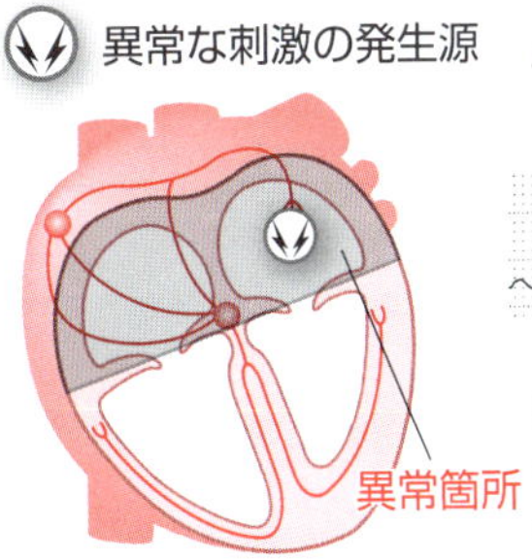

心電図

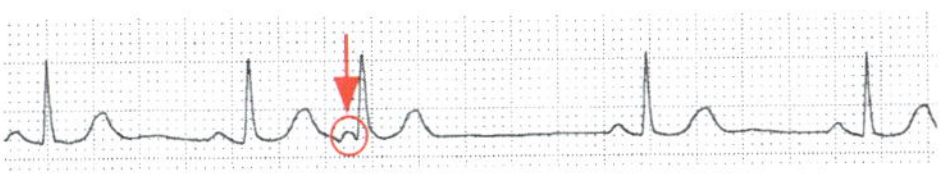

左から3番目の波が期待される時期より早く出ており、QRS波の形は正常に近い。よく見るとQRS波の前にP波が見える

レスを解消したり、生活習慣を見直すことで改善できるため、薬物治療は原則的に必要ありません。

心室性期外収縮──心房より先に心室が収縮する

心室の異常自動能をもつ部位から余分な電気信号が発生し、洞結節からの正常な信号（刺激）よりも先に心室が収縮してしまうことを心室性期外収縮といいます。心室の興奮は正常とは異なってしまいますので、先行するＰ波はなくQRS波は幅広く、形も正常のものとはかなり違《ちが》ってしまいます。原因はストレスや過労、喫煙、飲酒など上室性期外収縮とほぼ同じで、やはり９割の人は自覚症状をもちません。

単発の場合は基本的には治療の必要はありません。しかし、心筋梗塞や心筋症など基礎心疾患がある場合は、もっとも危険な心室頻拍（78頁）や心室細動（79頁）が誘発され、突然

図18 「心室性期外収縮」の例

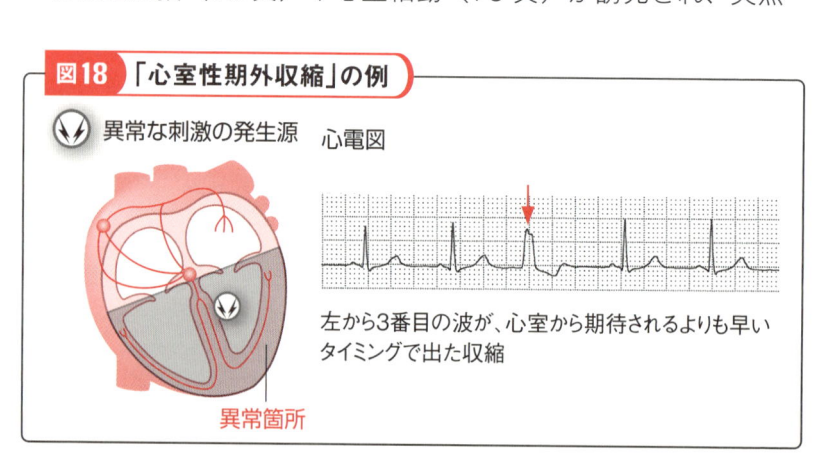

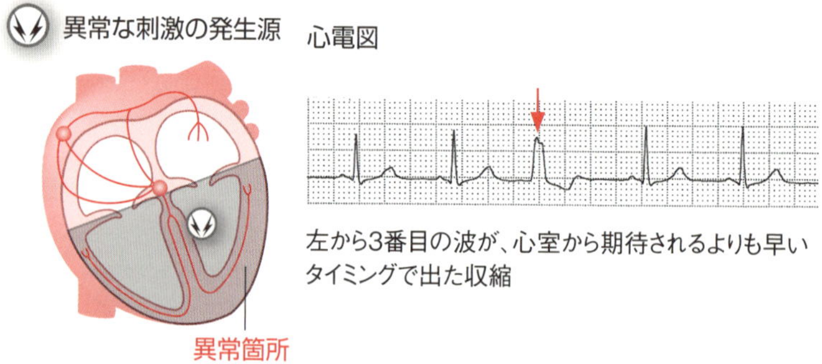

左から3番目の波が、心室から期待されるよりも早いタイミングで出た収縮

死に結びつく可能性もあります。治療については、重症度を医師が判断するところから始まります。

1分間の心拍数が100回以上になる「頻脈性不整脈」

頻脈性不整脈とは、心拍のリズムが極端に速くなるもので、おもに1分間の心拍数が100回以上のことをさします。この状態では心臓が十分に拡張せず、送り出される血液の量も減少して、動悸《どうき》や息苦しさ、まれに胸痛などの症状があらわれることがあり、長く続くと心不全に陥《おちい》ることもあります。さらには心室性頻拍の場合、血圧が急激に下がって失神することもあるのです。

頻脈性不整脈には、治療の必要がないもの、合併症《がっぺいしょう》を招くもの、突然死の危険性があるものなどさまざまなタイプがあります。それらが起きるしくみは、洞結節以外の部位で異常な電気信号が発生する異常自動能と、電気信号が消失せずに回り続ける「リエントリー」（63頁）のいずれかに大別されます。

発作《ほっさ》性上室性頻拍——ストレスなどが引き金に

心房や房室結合部から異常に速い電気信号が発生し、その信号が消失することなく心臓の中をグルグルと旋回《せんかい》（リエント

図19 発作性上室性頻拍

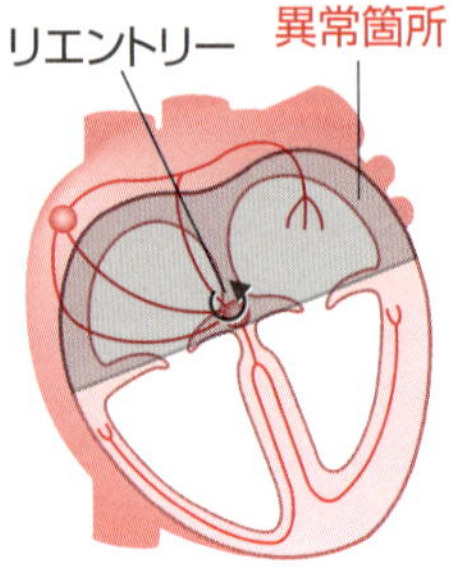

心電図

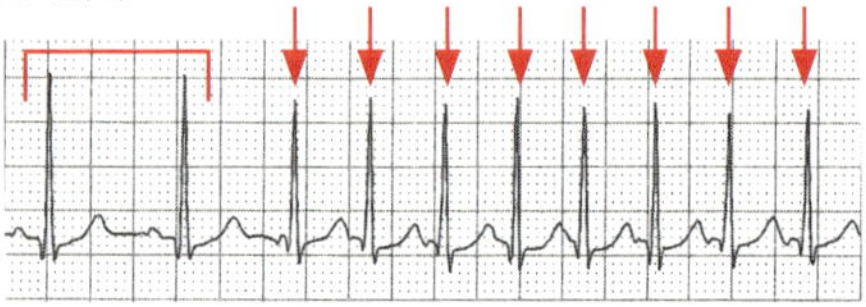

左の正常の2心拍のあと、比較的正常のQRS波形に近い形で170拍／分の頻拍が始まっている

リー）することで頻拍が起こります。1分間の心拍数は平均して150～200回。多くは生まれつき異常な伝導路が心房内や房室結節にあり、そこでリエントリーが形成されることで起こりますが、明らかな基礎心疾患をもっていない人にもみられます。ストレスや過労、睡眠不足、喫煙、飲酒などを引き金に突然発症し、症状としては動悸や胸痛があらわれます。命にかかわることはないものの、長時間続けば心不全になります。

心房《しんぼう》粗《そ》動《どう》——長く続くと心不全に

心拍数は1分間に250～300回、心房内で規則的な電気刺激が極端な速さで起き、決まった回路をグルグル回り続ける（リエントリー）ことを心房粗動といいます。

ただし、これだけの速さの刺激がすべて心室に伝わるわけではありません。

図20　心房粗動

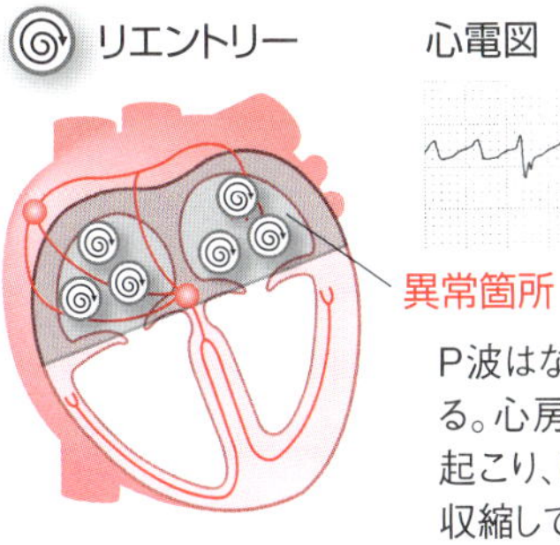

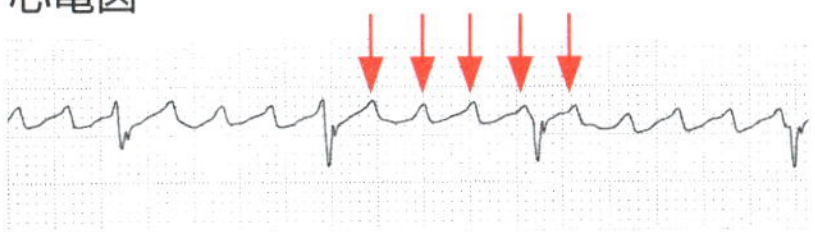

P波はなく、代わりにノコギリ状の波形が見える。心房粗動が毎分300回前後バタバタと起こり、時々信号が心室へ伝わって心室が収縮している

一旦《いったん》房室結節で吸収され、心室に伝わるのは３回のうち１回、もしくは４回に１回程度。心室の収縮がそれほど多くなければ症状はあらわれませんが、ときには房室結節の通りがよく、粗動が２回のうち１回や、１回ごとに伝わってしまうことがあります。つまり、粗動が１回ごとに心室に伝わってしまうと心室の収縮も同じように１分間200回以上となり、血液を全身へ十分に送り出せず、動悸や胸痛といった症状があらわれます。その状態が長く続くと心不全や失神を引き起こすことも。また基礎心疾患と合併するケースも少なくないため早急に処置が必要です。

治療法としては、抗不整脈薬で心拍数を下げたり、それでも効果がない場合は電気ショックを用いることもあります。

心房細動《しんぼうさいどう》——動機や息苦しさ、時に胸痛

人口の高齢《こうれい》化《か》にともない、最近はとても増えた不整脈。高血圧など動脈硬化の原因と同様の生活習慣病が原因となります。

心房内のさまざまな部位で異常な刺激が発生し、グルグルと不規則に回り続けることを心房細動といいます。**細動は細かい収縮を繰《く》り返す、いわばけいれんが起きた状態。**1分間に打つ脈は30～180回とばらつきがあり100回／分以上の場合を「頻脈性心房細動」、50回／分以下の場合を「徐脈性心房細動」と言いますが、多くは頻脈となります。発作的に200回近くまで脈が上がるときには動悸や胸痛、息苦しさなどの症状が出ますが、100回以下であれば心房細動が起きていても気づかないこともあります。

心房細動の場合は、心房が細かく震《ふる》えて不規則に心室に信号

図21 心房細動

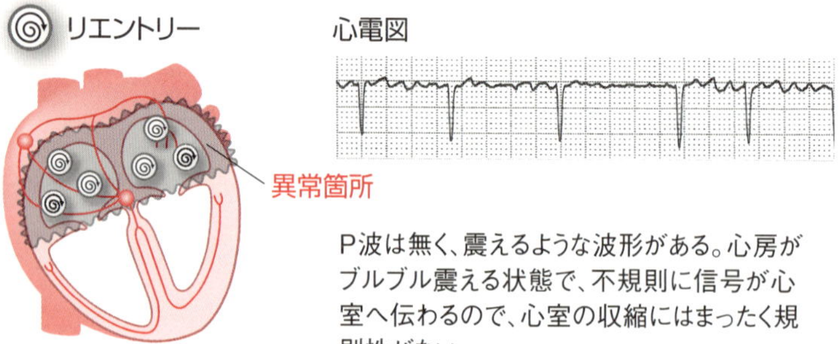

P波は無く、震えるような波形がある。心房がブルブル震える状態で、不規則に信号が心室へ伝わるので、心室の収縮にはまったく規則性がない

が伝わるため、心室のリズムも不規則になります。このため心臓は効率的にはたらかなくなり、約20％程度機能が低下。心臓から送り出される血液の量が減り、心房収縮がないので心房内に血栓《けっせん》（血のかたまり）ができやすくなるという問題点もあります。この血栓が心臓から流れ出て脳の血管を詰まらせると、脳梗塞などを引き起こす可能性も出てきます。この頻度は思いのほか高く、合併症のない人でも毎年1～3％と言われ、高齢者や高血圧、糖尿病《とうにょうびょう》、心不全、*一過性脳虚血《きょけつ》発作などを合併すると、脳梗塞の頻度は20％近くにもなります。

おもな治療法は薬物療法ですが、血液をかたまりにくくする薬（*抗凝《こうぎょう》固《こ》療法）と、心拍数をコントロールする薬を併用することが多いようです。また一時的に心房細動になってしまう「発作性心房細動」も多く、アルコールや喫煙などで誘発されます。

脳梗塞を起こす危険性は慢性《まんせい》心房細動と同じであるため、抗凝固療法と、洞調律を維持する薬や心房細動時の心拍数をコントロールする薬が使われます。

心房頻拍《しんぼうひんぱく》——急に激《はげ》しい動悸が

心房内で発生する異常自動能により心房内に興奮のリエントリー回路ができ、そのことで心房の拍動が速く連続して起こります。自覚症状は一過性であることが多く、急に機《き》関銃《かんじゅう》のような激しい動悸に見《み》舞《ま》われ、突然止まるというのが特徴的《とくちょうてき》ですが気づかないことも。心拍数のスピードが速くても、症状が短時

図22 心房頻拍

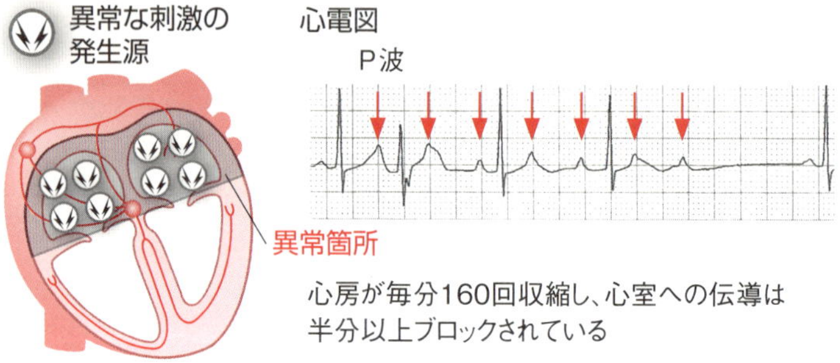

心房が毎分160回収縮し、心室への伝導は
半分以上ブロックされている

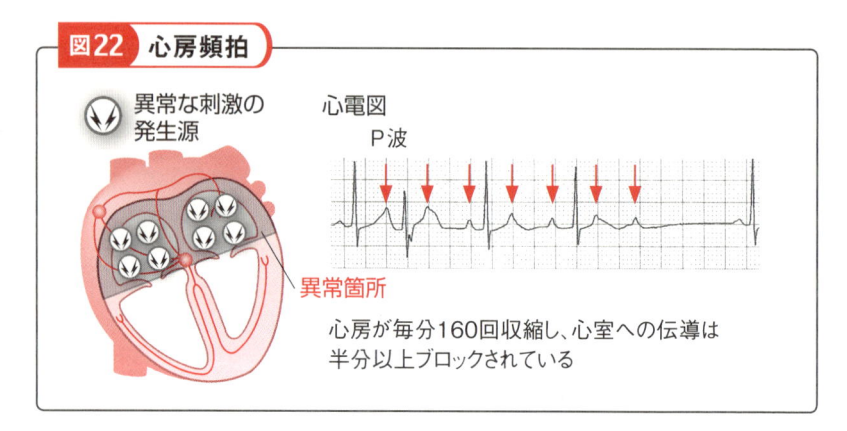

間でおさまるようなら命にかかわることは、まずありません。しかし、この状態が何時間も続く場合は注意が必要です。

また、心房頻拍には加齢にともなって発作の回数が増え、持続時間が延びるという傾向もあるため、症状があれば放置せずに心電図などの検査を受けることをおすすめします。

心室頻拍《しんしつひんぱく》——突然死の可能性も

心拍数は 1 分間に 100 ～ 250 回、心室内の異常な電気刺激を伝える回路「リエントリー」で 3 拍以上の連続した心室性の収縮がおこることを心室頻拍といいます。また、この状態が 30 秒以上続くと「持続性心室頻拍」、30 秒以内におさまれば「非持続性心室頻拍」といった 2 つのタイプに分けられます。

実際、心拍数が 1 分間 200 回以上になると脳への血流が低下して失神することが少なくなく、さらに数分間持続すると大

図23　心室頻拍

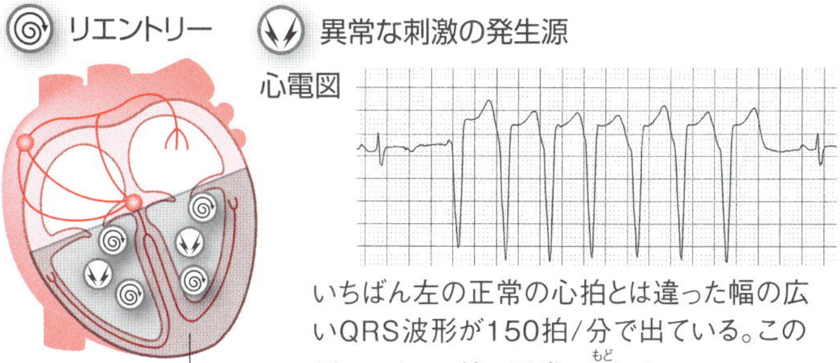

いちばん左の正常の心拍とは違った幅の広いQRS波形が150拍/分で出ている。この例では幸い7拍で正常に戻《もど》った

変危険な状態に。「心室細動」へと移行し、突然死する可能性も高まります。

冠動脈疾患や心筋症などの基礎心疾患がある人に多くみられますが、そうでない健康な人でも突然起きることがあります。

治療法については、心室頻拍のタイプが持続性か非持続性か、あるいは基礎心疾患があるかないか、失神発作の有無などによって判断が異なってきます。

心室細動《しんしつさいどう》——もっとも危険な不整脈

心室のさまざまな部位で異常な電気刺激が起こり、さまざまなリエントリーによってその刺激がグルグル回り続けると、心室全体がけいれんした状態となります。これがもっとも危険な不整脈、心室細動です。

心室は血液を全身へと送り出す重要な場所なので、けいれん

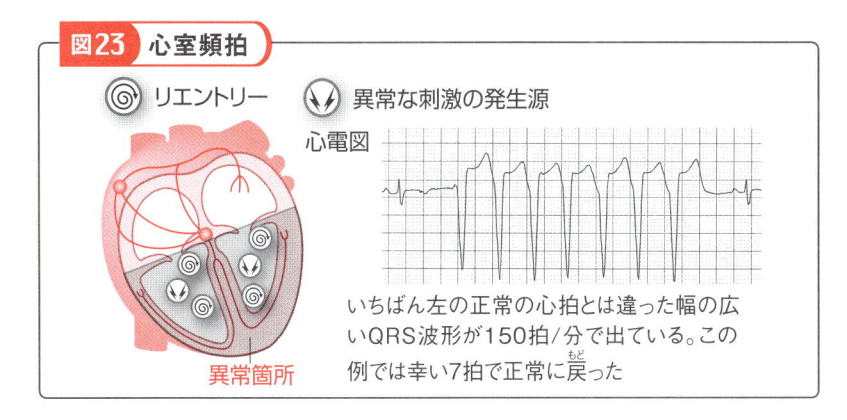

図24 心室細動

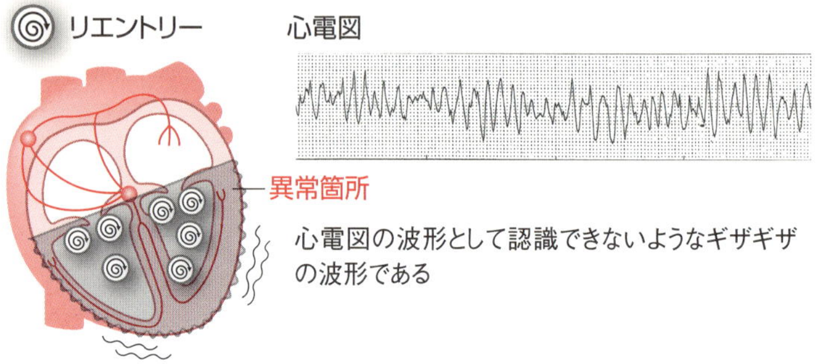

心電図の波形として認識できないようなギザギザの波形である

状態となって収縮できなくなると心拍出量はゼロとなり、10秒前後続くと脳が虚血状態となって失神し、2～3分で死に至ります。一命をとりとめても脳死状態になることが少なくありません。

心室細動は一分一秒をあらそう状態なので、ただちに処置しなければなりません。病院以外の場所では、心臓マッサージやAEDといった応急処置が有効です。また、心室細動の多くは心筋梗塞や心筋症などの心臓病を伴うことが多く、突然死の予防としては植え込み型除細動《じょさいどう》器《き》(108頁)の使用を検討します。

WPW症候群——数千人に1人の割合

通常、心房から心室に電気刺激が伝わる際は〝房室結節からヒス束〟という伝導路を通ります。ところが、この正常な伝導路以外にバイパス（副伝導路）を通って刺激が心室へと伝わる

図25 WPW 症候群

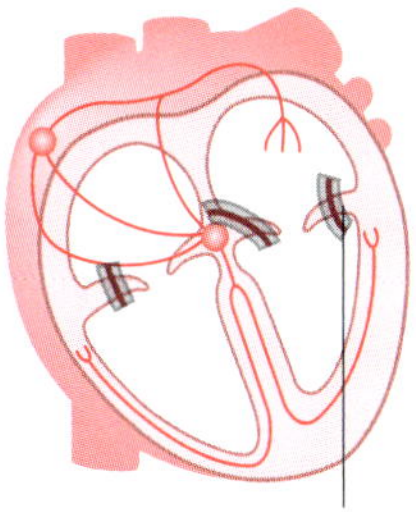

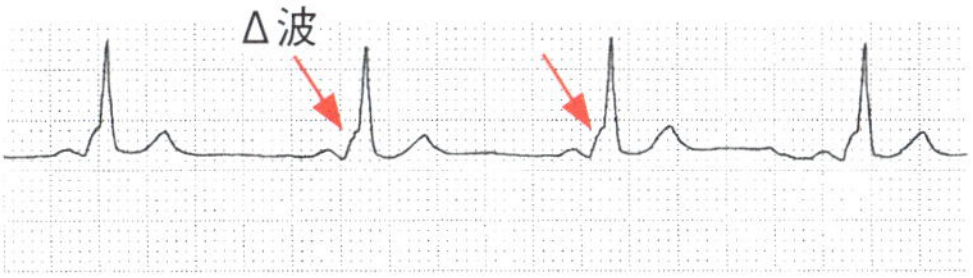

心室の興奮を表すQRS群（大きな波）の前に三角のΔ波が見られる。これはケント束と呼ばれる心房と心室の間の異常伝導路を伝わってきた信号による、心室の早期の興奮である

ことがあるのです。これを「早期興奮症候群」といい、その代表が WPW 症候群です。

この異常伝導路と、正常の伝導路の間で刺激がぐるぐる回るリエントリーが形成されると刺激が旋回し、発作性上室性頻拍が起こってしまいます。

心房と房室結節、心室をつなぐ副伝導路は存在する場所によっていくつか種類がありますが、もっとも多いのは心房と心室との間の「*ケント束」。WPW 症候群は、生まれつき副伝導路がある人にのみ起こり、その割合は数千人に 1 人程度といわれています。副伝導路の有無は心電図検査によって調べますが、見つかってもすべての人に頻拍が起こるわけではありません。副伝導路の電気刺激の伝えやすさによります。

また、WPW 症候群に心房細動が合併すると心室細動へと移行し、突然死の危険性も。治療としては薬物療法が用いられますが、最近は血管に挿入《そうにゅう》したカテーテルの先端から高周波電流を流して副伝導路を焼き切るというカテーテルアブレーション（108 頁）で根本的治療を行う場合が増えてきました。

QT 延長症候群——突然の発作で失神

心室が興奮・収縮し、血液を送り出したあとにもとの状態へと戻り、次の興奮の準備が完了するまでの時間（心電図のQ 波から T 波の間）を QT 時間といいます。そして、この QT 時間が著しく長くなるのが QT 延長症候群です。

次の興奮の準備中に、心室性期外収縮などの異常な刺激が入るとリエントリーがつくられ、心室頻拍や心室細動が起こりやすくなります。ふだんは自覚症状がなくても突然の発作で失神し、心室細動に移行すれば死に至ることが多いのです。

QT 延長症候群には、遺伝子異常が関与《かんよ》する先天性のものと、

図26 QT 延長症候群

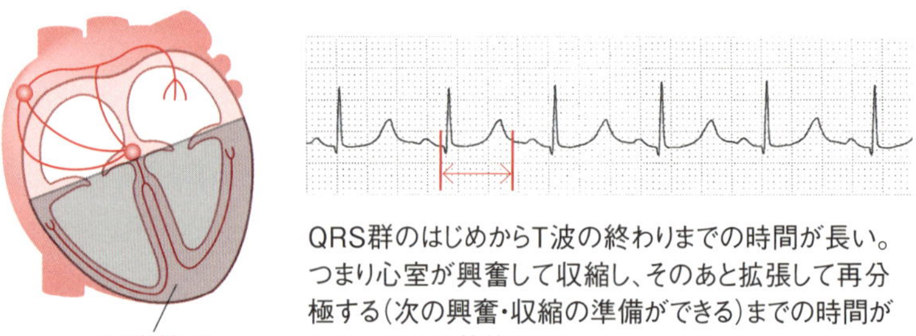

QRS群のはじめからT波の終わりまでの時間が長い。つまり心室が興奮して収縮し、そのあと拡張して再分極する（次の興奮・収縮の準備ができる）までの時間がかかってしまう状態である

心筋梗塞などの後天性心疾患や、カリウムやカルシウム、マグネシウムなどの電解質異常、また薬の副作用などによるものがあります。心電図検査やホルター心電図でQT時間の延長や心室頻拍の有無を確認したうえで、適切な治療を行っていきます。β遮断《しゃだん》薬（101頁）が有効といわれますが、薬物療法の効果が出ない場合は植え込み型除細動器の使用が検討されます。

ブルガダ症候群――遺伝性とも考えられる

心電図で記録される6種類の胸部誘導のうち、V_1,V_2の2種類の誘導でSTが馬の鞍《くら》や渓谷《けいこく》のような形で上昇《じょうしょう》を示すブルガダ症候群は、1992年、スペイン人医師のブルガダ兄弟によっ

図27　ブルガダ症候群

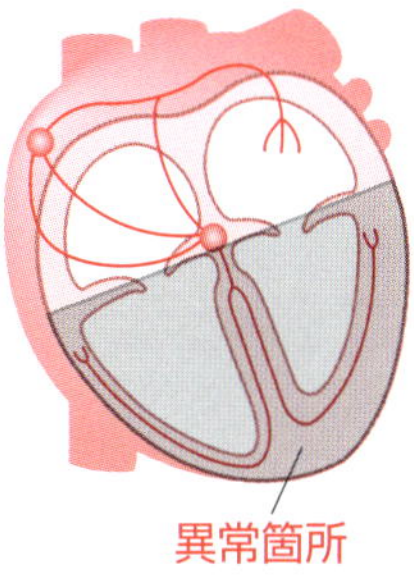

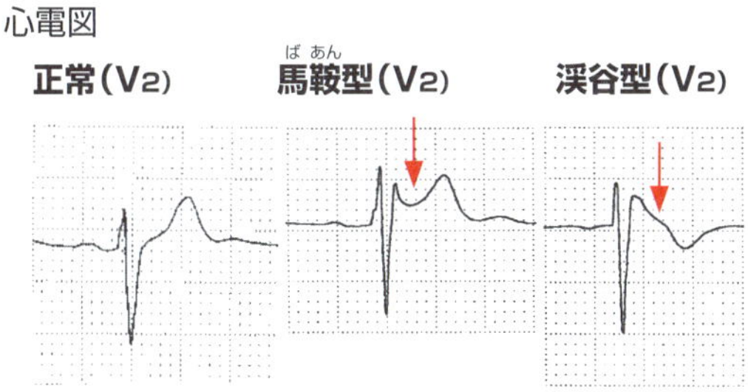

ブルガダ症候群の心電図。左の正常例に比べて、ST部分が「馬の鞍」の形（saddle back pattern）や「渓谷」の形（coved pattern）になっている。前者の方が予後が悪いと言われるが、食事や薬物、自律神経などの影響《えいきょう》で変化することもある

て報告されました。心室細動に移行して突然死を招くおそれもあり、「ぽっくり病」の原因のひとつともいわれています。

ただし、ブルガダ型心電図すべてのケースが危険な不整脈というわけではなく、心室細動を合併した場合にブルガダ症候群と診断されます。

日本を含むアジアでよくみられ、中年男性に起こりやすいという特徴も。突然死の家族歴がある人に多いことから、遺伝性とも考えられています。

特徴的な心電図波形に加え、３親等以内に突然死があったり本人に失神発作があるようなら、心臓カテーテル検査のひとつである電気生理学的検査をします。

治療には現在のところ、植え込み型徐細動器が有効と考えられています。

脈や心拍が乱れない不整脈もある

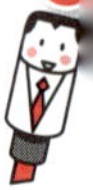

不整脈は、読んで字のごとく「脈のリズムの乱れ」をさす疾患群ですが、実際は、脈や心拍に乱れのない「不整脈」もあります。これらは自覚症状がない場合がほとんどです。

「心拍の乱れのない不整脈」でも、心電図を記録するとすぐに異常がわかるため、多くは定期検診やドックで見つかります。緊急性は少ないのですが、循環器専門医を受診し、ホルター心電図などで、運動中や睡眠中など含めて、問題がないかどうか調べてもらいましょう。

図28 リンク　〝刺激の乱れ〟が〝リズムの乱れ〟にならない不整脈

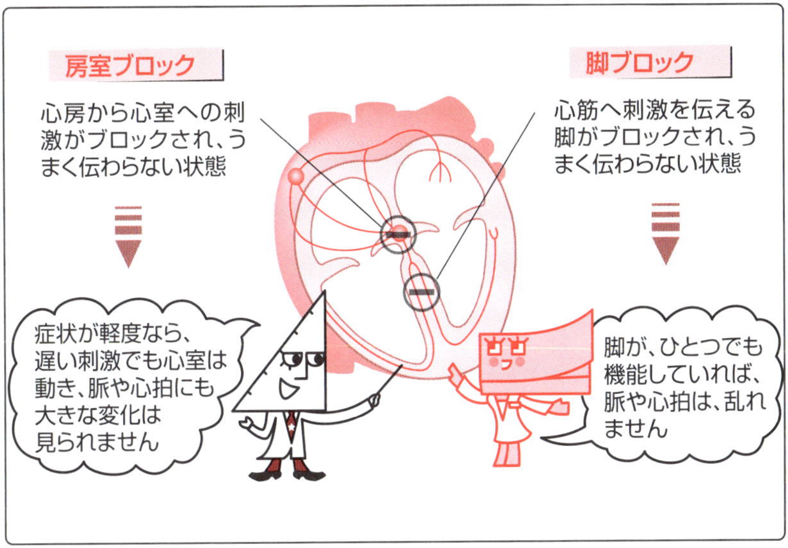
房室ブロック
心房から心室への刺激がブロックされ、うまく伝わらない状態
症状が軽度なら、遅い刺激でも心室は動き、脈や心拍にも大きな変化は見られません
脚ブロック
心筋へ刺激を伝える脚がブロックされ、うまく伝わらない状態
脚が、ひとつでも機能していれば、脈や心拍は、乱れません

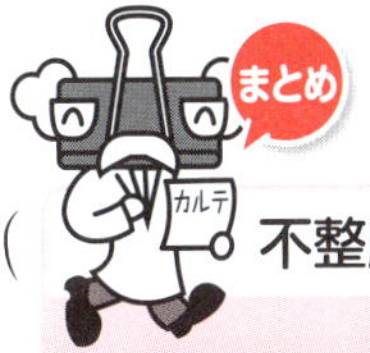
まとめ
カルテ

不整脈にはさまざまなタイプがある

- 不整脈は、心拍数の異常によって「徐脈性不整脈」「頻脈性不整脈」などに分類される
- 最近では心房細動が増えてきている
- 不整脈があっても場合によっては心拍や脈が乱れないこともある
- 著しい徐脈や頻脈、心室細動の危険がある場合には治療が必要

さらにくわしく知るための
ドクターズ アドバイス 2

不整脈の原因となる
虚血性心疾患

榊原記念病院
副院長 **伊東 春樹**先生

冠動脈の動脈硬化が原因の心疾患

不整脈とは文字どおり、脈（心臓の拍動）が不整になる（乱れる）症状のことをいいます。脈がとんだり、鼓動《こどう》がドキドキと速くなったり、意識がフッと遠のいたり……。時折こうした自覚症状があらわれるのであれば、不整脈の可能性があります。

不整脈には、放置してもかまわないものから命取りになるものまでさまざまな種類がありますが、症状の背後に狭心症《きょうしんしょう》や心筋梗塞などの「虚血性心疾患」が隠れている場合は注意しなければなりません。

これら虚血性心疾患の多くは、冠動脈の動脈硬化《こうか》が原因となります。心臓は、新鮮《しんせん》な酸素や栄養を全身へと運ぶ臓器ですが、心臓そのものも酸素や栄養が必要であり、血液の一部は冠動脈に流れ込み、酸素や栄養を心筋へと運んでいます。そして、この冠動脈の壁《かべ》にコレステロールがたまって付着し、年月を経るごとに量も増え、次第に血管の弾力《だんりょく》性がなくなって硬化する——。こうした状態を動脈硬化といいます。

冠動脈の動脈硬化が起こると、血管が狭くなったり、閉塞したりして血流がとどこおり、心臓の機能が低下します。心筋への酸素や栄養の供給もうまくいかなくなり、危険な不整脈や心不全を招いて最終的には死に至ることがあるのです。

狭心症や心筋梗塞は、心臓の動力源である血液が不足することで引き起こされる病気です。心臓に十分な酸素や栄養が供給されなければ、胸痛や胸の圧迫感を感じ、血管内に血栓が詰まって血流が完全に途絶えると心筋は壊死《えし》し、二度と回復することはありません。

動脈硬化を招くさまざまな危険因子

このように狭心症や心筋梗塞の症状として不整脈が出ている場合は、動脈硬化を改善する必要があります。昔は動脈硬化は〝血管の老化現象〟といわれていましたが、最近では血管の「炎症」と考えられています。実際、動脈硬化を起こしている部位では、正常のところより1℃以上高くなっており、炎症に特有の「発熱」も確認されています。

冠危険因子とは、冠動脈硬化を招くさまざまな生活習慣のこと。たとえば、喫煙、肥満、高血圧、脂質《ししつ》異常症、糖尿病、運動不足、ストレスといったものがあげられます。心筋梗塞の発作は、60％の人で何の前ぶれもなく突然に起こりますが、実際には動脈硬化を促《うなが》す生活習慣を長年にわたって積み重ねてきた結果、そうした疾患があらわれるのです。

いいかえれば心筋梗塞や狭心症を発症する何年も前から「動脈硬化症」という、無症状の病気が発症し、少しずつ進行していたわけです。

日々の暮らしのなかで自分のライフスタイルを見直し、そこに関係している危険因子を明らかにするように心がけましょう。とくに自覚症状がない人でも、それがイコール健康体とは限りません。１つでも危険因子に思い当たれば、いずれは虚血性心疾患やそれによる不整脈を引き起こすかもしれません。

自覚症状の有無にかかわらず、危険因子を意識して生活することはよい結果をもたらします。心臓発作は突然起きますが、悪習慣を断ち、摂生《せっせい》した生活を送ることで発病を未然に防ぐことができるからです。

活性酸素が及ぼす影響にも注目

動脈硬化の危険因子として、最近では「活性酸素」という物質が注目されています。私たちは絶えず外から酸素をとりいれていますが、体内に入った酸素のうちの約10パーセントが構造を変えて活性酸素となります。

同じ酸素でも、これは人体にとってよくない性質をもつもの。たとえばウイルスに感染した細胞が、他の細胞を巻き込まないよう、ウイルスごと「自殺」する時に使われる道具です。通常は体内にある活性酸素を除去する酵素《こうそ》のはたらきによってその害から身を守っていますが、危険因子によって発生量が増えると、からだの組織にさまざまな悪影響を及ぼします。

活性酸素は構造上、ほかの物質と結びつきやすく、また強力な酸化作用があります。たとえば活性酸素は冠動脈の内皮自体を傷つけますし、そこから血管壁《けっかんへき》に入り込んだ悪玉コレステロールを酸化､「プラーク」とよばれるお粥《かゆ》状のふくらみ（粥腫《じゅくしゅ》）を作ります。

動脈硬化ばかりでなく血管がけいれんして、血流を障害する「攣縮《れんしゅく》」もこの血管内皮の障害がその始まりであり、それを起こす大きな原因が酸化ストレスなのです。

心疾患の症状を改善するには、発症してから医師や薬に頼っているだけでは不十分。自らの心臓を守るには、日々の生活習慣を見直し、活性酸素を増やさない対策を立てることが肝心《かんじん》なのです。

たとえば「不整脈日誌」をつけて、その危険因子と対策を見つめてみるのもひとつの手段です。記録をとることは医師の問診《もんしん》を受ける際にも役立ちます。

また、女性は男性と比べて虚血性心疾患にかかる率は低いのですが、女性ホルモンが減少する更年《こうねん》期《き》以降は発病が急増します。そうでなくても加齢によって動脈硬化は進行するため、女性も50歳を過ぎたら定期検診を受けるなど、不整脈や心臓病には注意しましょう。

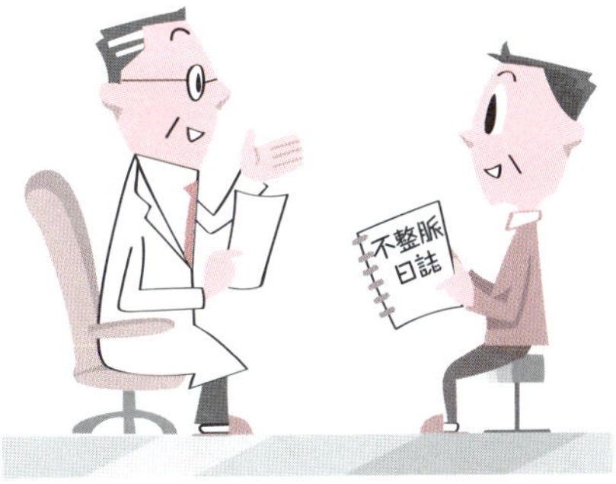

3 危険な「不整脈」と、心配のいらない「不整脈」

ひとくちに不整脈といっても、タイプはいろいろ。
不整脈と診断《しんだん》されると不安になりますが、
多くは気にしなくてもいいものです。

気にしなくてもいい不整脈でも、定期検査は怠《おこた》らずに

健康な人でも24時間にわたり心電図検査を受けると、そのなかで1回でも不整脈が記録されるケースは9割以上といいます。

不整脈と診断を受けた人には、自覚症状《しょうじょう》があり自ら検査を受けた場合と、健康診断でたまたま見つかった場合の2パターンがありますが、いずれであっても必要以上に心配しないこと。心臓に大きな問題がなくても、不整脈への不安やストレスから動悸《どうき》や胸痛を引き起こすこともあるからです。

健診で不整脈との診断を受けても、多くは気にしなくても良い場合が多いのですが、ほかの心臓病のひとつの徴候《ちょうこう》かもしれませんし、場合によっては治療《ちりょう》の必要な不整脈かもしれません。年1回は専門医の診察を受けて、現在の状態をチェックするようにしましょう。

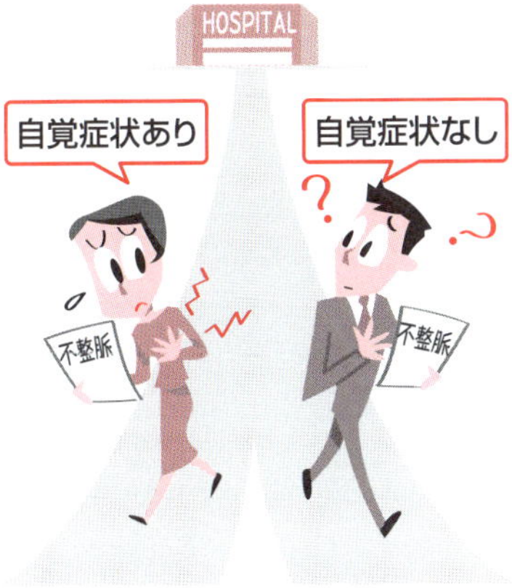

危険な不整脈、その重症度は個人によって異なる

命にかかわる危険な不整脈の代表格といえば、「心室細動《しんしつさいどう》」（79頁）。突然死することもある、もっともこわい不整脈です。すぐには心配いらないといわれている〝心室性期外収縮〟（72頁）でも、そこから心室頻拍《ひんぱく》を経て、または直接心室細動へ移行する場合があるので注意が必要です。

一方で、もっとも多い不整脈のひとつである心房細動《しんぼうさいどう》（76頁）は、それ自体は致命的《ちめいてき》ではありませんが、心房のなかに血栓《けっせん》ができやすく、血栓によって「*脳梗塞症《のうこうそく》」という危険な病気を引き起こしかねません。とくに基礎心疾患《きそしんしっかん》があって心臓の機能が低下している人は、そうでない人に比べて脳梗塞症を起こす確率はグンと高くなります。

また、基礎心疾患がなくても加齢《かれい》にともなって血栓ができや

不整脈のおもな自覚症状は……

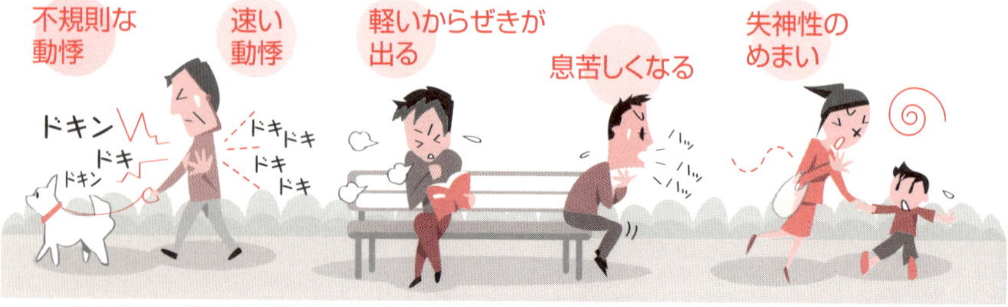
不規則な動悸
速い動悸
軽いからぜきが出る
息苦しくなる
失神性のめまい
ドキン
ドキ
ドキン
ドキドキ
ドキ
ドキ
ハッ
ハッ
ハッ

そのほか、脈が不規則になったり、遅く（速く）なるなど

すくなり、脳梗塞症の発生頻度は60歳《さい》代で約2%、70歳代で約4%、80歳代では6%以上にのぼります。また、弁膜症《べんまくしょう》が原因ではない心房細動でも心不全、高血圧、糖尿病《とうにょうびょう》、脳梗塞の既往《きおう》や一過性脳虚血《きょけつ》発作があると、その数に応じて、年間の脳梗塞発症リスクは約2%から18%と高くなります。心房細動が起こっている間と、おさまってから2～3日は脳梗塞症を起こしやすいので注意しなければなりません。

こわい不整脈かそうでないかは医師でも判断が難しいところ。同じタイプの不整脈でも、どういう自覚症状があるか、基礎心疾患はあるかなどで重症の度合いは大きく異なってきます。医師の診断のもと自分がどのような不整脈か正確な情報を得て、うまくつきあっていくことが大事なのです。

薬物療法と非薬物療法——治療をどう選択《せんたく》するか？

不整脈の治療法としてあげられるのが、薬物療法と非薬物療法です。薬物療法の大きな目的は、心拍数をコントロールしたり、規則正しいリズム「正常洞調律《どうちょうりつ》」に戻してその状態をキープすること。発作を止めたり、心拍数をコントロールする薬を用いて拍動を安定させ、同時に不整脈を予防するというはたらきがあります。ただし、薬物治療では不整脈の原因を根治させることは難しく、副作用の心配もあります。一般的に軽い不整脈なら生活改善と投薬で対処しますが、薬が効かない、あるいは心不全や血圧低下などをともなう重い症状や突然死の可能性がある場合は、ペースメーカやカテーテルアブレーション（106・108 頁）などの電気的装置で拍動を正常洞調律に戻《もど》す非薬物療法を用います。

不整脈の治療については、少し前までは薬物療法が中心でしたが、最近は非薬物療法の手段が増え、治療の選択肢も広がりました。治療方針に関しては不整脈の種類、緊急《きんきゅう》性、重症度、基礎心疾患の有無などを考慮《こうりょ》して決められます。

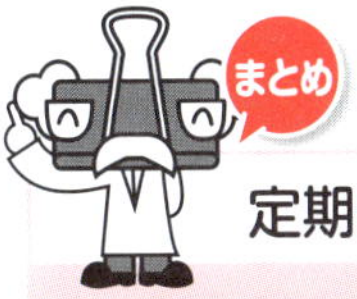

定期的な検査で危険度を把握《はあく》しよう

■突然死につながるおそれのある不整脈もあれば、気にしなくていい不整脈もある

■気にしなくてもいい不整脈でも、年 1 回は専門医の診察を受けることが大切

■治療は、不整脈のタイプ、緊急性、重症度、基礎心疾患の有無などを考慮のうえ決定

QT 延長症候群とは

榊原記念病院
副院長 **伊東 春樹**先生

波形で拍動リズムの異変をみる心電図検査

心電図の基本波形はＰ波、Ｑ波、Ｒ波、Ｓ波、Ｔ波、Ｕ波からなります。横軸は時間、縦軸は心筋の興奮（脱《だつ》分極）により発生する電位を示します。たとえば胸に電極をつける胸部誘導《ゆうどう》では、向かってくる電位が大きいほど、波はより大きく振《ふ》れ、遠ざかる電位が大きいほど波は下に大きく振れます。(64 頁)

洞結節《どうけっせつ》からの電気刺激《しげき》で心房が興奮するとＰ波が出て、右心房・左心房にも刺激が伝わります。同時に心房内伝導路を経て房室《ぼうしつ》結節、ヒス束《そく》に刺激が伝わります。なお、刺激伝導系の特殊《とくしゅ》心筋は興奮しても電位は大きくないため、体の外からの心電図では波として表れません。次のＱ波からＳ波までの QRS 波は心室の興奮（脱分極）をあらわし、心室は筋肉量が多いために電位は大で、波形は大きく振れます。このあとのＴ波は心室の再分極波といい、心室が次の興奮に備えるための回復過程をあらわします。

先天性と後天性のタイプがある QT 延長症候群

QT 時間とは、心臓の収縮と拡張に相当する電気的一周期をさします。当然、心拍が速くなればQT時間は短くなり、徐脈《じょみゃく》になればQT時間も延びます。何らかの理由で心拍数に比してこの周期が延びた状態を「QT延長」というのです。このQT時間が著しく長くなると、心室頻拍が引き起こされてめまいや失神の症状が出るほか、心室細動という重篤《じゅうとく》な不整脈に移行して、突然死の原因にもなります。

明らかな心疾患が見つからないにもかかわらず、心電図検査でQT時間の延長が認められる場合は「QT延長症候群」と診断されますが、これには先天性（家族性）のものと後天性のものがあります。先天性には劣《れっ》性遺伝と優勢遺伝があり、いずれもカリウムなどのイオンが心筋細胞へ出入りする際、それを調整する「チャネル」に遺伝子の異変があることが関係しています。劣性遺伝が原因の場合、1000人に２～３人の割合で生まれつきの難聴《なんちょう》を合併《がっぺい》するものもあります。後天性については、抗《こう》不整脈薬や向精神薬などの副作用、血中のカリウムイオン濃度《のうど》が低下する低カリウム血症、または低カルシウム血症などが原因で起こります。

QT延長症候群の診断では、心電図検査でQT間隔《かんかく》の延長を確認し、さらに問診で家族や親戚《しんせき》に突然死した人がいないかなどの家族歴や自覚症状の有無を確認するという方法がとられます。

治療法としてはβ遮断《しゃだん》薬という抗不整脈薬がよく用いられますが、遺伝子の検査をして薬の有効性を予測することもあります。薬物療法で効果があらわれない場合は、ペースメーカまたは徐細《じょさい》動《どう》器を植え込む、外科手術で左側の*交感神経を切断するなどの非薬物療法が検討されます。

4 不整脈の薬物療法

不整脈の治療《ちりょう》法として広く行われている薬物療法。
どのような薬が用いられるか、安心して治療を受けるためにも
理解しておきましょう。

おもに頻脈《ひんみゃく》性不整脈の治療に用いる「抗《こう》不整脈薬」

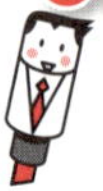

さまざまなタイプがある不整脈の中で、薬物療法の対象となるのはおもに頻脈性不整脈。投薬で心筋から発生する電気刺激《しげき》を抑制《よくせい》し、さらに異常な心筋や刺激伝導を抑《おさ》えます。

イオンとは、心臓を収縮させるための電気刺激やその興奮・伝導に大きな役割を果たしている物質。プラス・マイナスの電《でん》荷《か》を帯び、洞結節《どうけっせつ》や房室《ぼうしつ》結節、心房、心室など刺激伝導系の部位ごとに異なる種類のイオン（ナトリウムイオン、カリウムイオン、カルシウムイオン）が関係し、それぞれの心筋細胞にイオンが出入りすることで心臓の拍動《はくどう》が生み出されています。

拍動を安定させるための内服薬としてあげられるのが「ナトリウム・チャネル抑制薬」「カリウム・チャネル抑制薬」「カルシウム拮抗《きっこう》薬」。交感神経の興奮を抑えることで心拍を調整する「β遮断薬」（101 頁）もあります。

図29 リンク いろいろある抗不整脈薬

分類		主作用機序		薬剤名	適応不整脈
I	a	膜安定化作用（ナトリウムチャネル抑制）	活動電位持続時間延長	キニジン プロカインアミド ジソピラミド シベンゾリン ピルメノール	上室期外収縮 心室期外収縮 心房細動・粗動 発作性上室頻拍 心室頻拍 心室細動
	b		活動電位持続時間短縮	アプリンジン	
				リドカイン メキシレチン	心室期外収縮 心室頻拍 心室細動
	c		活動電位持続時間不定	プロパフェノン	Iaと同じ
				フレカイニド ピルジカイニド	
II		交感神経 β受容体遮断作用		プロプラノロール など	
III		活動電位持続時間延長 （カリウムチャネル抑制）		アミオダロン ソタロール	心室頻拍 心室細動 一部の心房細動 （肥大型心筋症、心不全例）
IV		カルシウム拮抗作用		ベラパミル ジルチアゼム	発作性上室頻拍 頻脈性心房細動・粗動
				ベプリジル	Iaと同じ

これら「抗不整脈薬」と呼ばれる薬は、英国の医師ボーン・ウィリアムズによってさらに４つの群に分類され、どの薬をどの不整脈に用いるかの判断基準になっています。ただし、さまざまな副作用もあわせもっていて、不整脈の治療で、新たな不整脈を引き起こすおそれもあるのです。

心房細動などでは、血栓《けっせん》を防ぐ薬が用いられる

心房細動が起こった際に気をつけなければならいのが、心房内に血液が停滞《ていたい》して血栓（血液のかたまり）ができやすくなることです。とくに冠《かん》動脈疾患や高血圧、拡張型心筋症《しんきんしょう》などの基《き》礎《そ》心疾患《しんしっかん》があり、心臓の機能が低下している場合はよけいに血栓がつくられやすいのです。

心房内で形成された血栓は、血液の流れにのって心臓から全身へ飛び出し、脳血管やほかの臓器につながる細い動脈を詰《つ》まらせて*血栓塞栓症《けっせんこうせんしょう》を引き起こすことがあります。たとえば、脳梗塞症になると、片まひや言語障害などの後遺症があらわれたり、重症の場合は命にかかわるケースも。

治療法としては、血栓の予防に血液をかたまりにくくするアスピリン（抗血小板薬）やワルファリン（抗凝固《ぎょうこ》薬）を用い、さらには抗不整脈薬で心拍《しんぱく》数をコントロールするという手段が一般的です。ただし、最近では抗血小板薬はあまり使われなくなりました。

ワルファリンは血液をかたまりにくくする強力な作用がありま

すが、出血した場合には血がとまりにくくなりますので、服用するには定期的な検査が必要です。また、胃潰瘍があったり、手術をひかえている人は医師とよく相談しなければなりません。

図30 リンク　血栓を予防する薬物療法

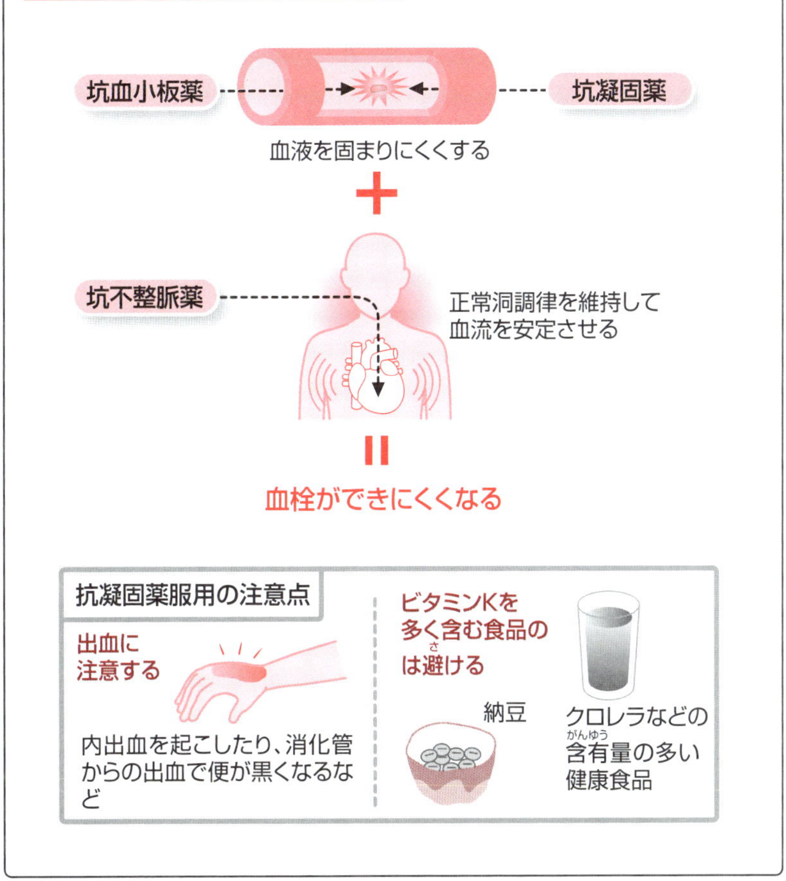

抗血小板薬
抗凝固薬
血液を固まりにくくする
＋
抗不整脈薬
正常洞調律を維持して血流を安定させる
＝
血栓ができにくくなる
抗凝固薬服用の注意点
出血に注意する
内出血を起こしたり、消化管からの出血で便が黒くなるなど
ビタミンKを多く含む食品のは避《さ》ける
納豆
クロレラなどの含有《がんゆう》量の多い健康食品

ストレスが大きければ「精神安定薬」を用いるケースも

胸がドキドキする症状で悩んでいる人の多くは、自律神経の乱れやストレスが原因の場合も。健康な人にみられる不整脈・期外収縮も、ストレス、不眠《ふみん》、カフェイン、喫煙《きつえん》などによって引き起こされるケースが多いものです。

心臓の機能不全からくる症状ではないため、できれば薬は使わず、ストレスの解消や生活習慣の改善で対処することが望ましいのですが、症状に対して強い不安感がある場合は一時的に精神安定薬を処方されることがあります。

精神安定薬は自律神経を安定させ、ストレスの緩和《かんわ》や緊張《きんちょう》をやわらげる作用があるため、気持ちが落ち着けば自然と不整脈も治る場合もあります。

ただし注意が必要なのは、薬への依存症《いぞんしょう》。薬がないと不安でたまらない場合などは、いったん服用をやめるようにします。精神安定薬の中には長期に服用すると、もの忘れがひどくなるものもあります。

また、精神安定薬では効果が不十分であれば、β遮断薬や、他の抗不整脈が使われることもあります。医師は、その不整脈が危険なものかどうか、日常生活の質を落としているのかどうかという判断と、薬物療法を行った場合の効果と、副作用や薬を飲む不便さなどを天秤に掛けて、どちらがメリットが多いかを判断して治療法を選ぶのです。

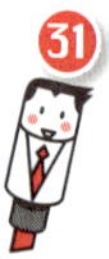

図31 リンク　心拍数をコントロールする「β遮断薬」

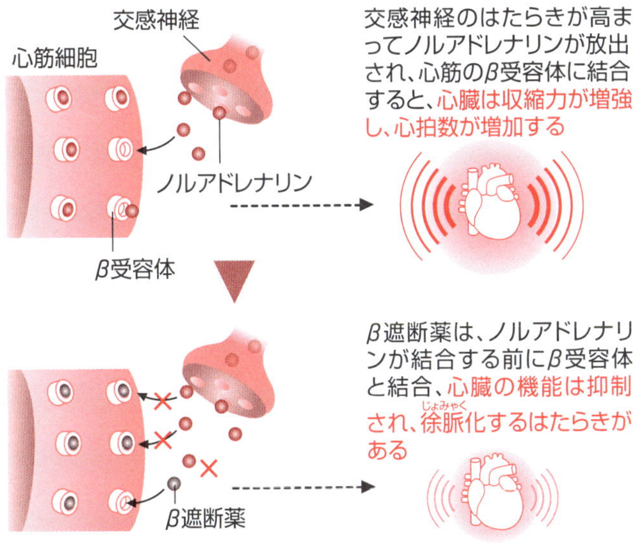
交感神経
心筋細胞
ノルアドレナリン
β受容体
交感神経のはたらきが高まってノルアドレナリンが放出され、心筋のβ受容体に結合すると、心臓は収縮力が増強し、心拍数が増加する
β遮断薬
β遮断薬は、ノルアドレナリンが結合する前にβ受容体と結合、心臓の機能は抑制され、徐脈《じょみゃく》化するはたらきがある

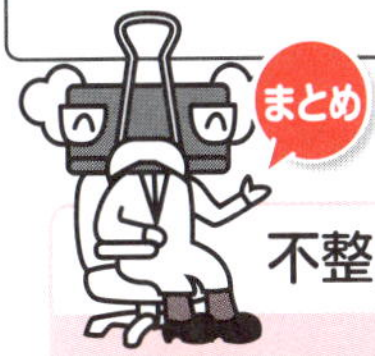
まとめ

不整脈の薬の使い分け

- 薬物療法の対象となるのはおもに頻脈性不整脈で、「抗不整脈薬」が用いられる
- 頻脈性不整脈の一種・心房細動については、血栓ができるのを防ぐ薬（ワルファリンなど）も用いる
- ストレスが不整脈の誘因《ゆういん》となっている場合、一時的に精神安定薬を用いることもある

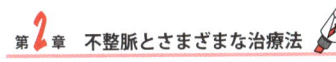

さらにくわしく知るための
ドクターズ アドバイス 4

ワルファリン（抗凝固薬）の使用上の注意

榊原記念病院
副院長 **伊東 春樹**先生

血栓ができやすい基礎心疾患とは

日本人の死因の第３位をしめる脳血管障害（脳卒中）。その脳血管障害の７～８割は脳梗塞で、さらにその２～３割は心臓が原因といわれています。心臓内にできてしまった血栓が、何かの拍子《ひょうし》にはがれて血流に乗り、脳の血管を詰まらせてしまうのです。心房細動のほか、洞不全症候群などの徐脈や心筋梗塞、心不全など、心臓のなかで血流速度が落ちる心臓病でよく起こります。

心房細動には抗凝固療法

心臓病のなかでも心房細動では左心房内に血栓ができやすく、これが脳梗塞の原因となって生命予後を悪くしています。脳梗塞の起きる頻度は高齢者で多く、高血圧、糖尿《とうにょう》病、心不全、一過性脳虚血《きょけつ》発作や脳梗塞の既往《きおう》がある人で高くなります。最近ではその危険性を

非弁膜症心房細動の脳梗塞リスク

CHADS$_2$スコア

Cardiac failure	心不全	＝1点
Hypertension	高血圧	＝1点
Age	年齢《ねんれい》>75	＝1点
Diabetes	糖尿病	＝1点
Stroke	脳梗塞 一過性脳虚血	＝2点

CHADS$_2$スコア	脳梗塞リスク（年）
0点	1.9％
1点	2.8％
2点	4.0％
3点	5.9％
4点	8.5％
5点	12.5％
6点	18.2％

ESC/ACC/AHAガイドライン 2006

予測するためにCHADS$_2$スコアがよく使われます。1～2点以上は脳梗塞の危険性が高いので、状況を見て抗凝固療法が行われます。

抗凝固療法の代表…ワルファリン

抗凝固療法には、おもにワルファリンという薬が使われます。ワルファリンは血液が固まるときに必要な、いろいろな「凝固因子」を作ってくれるビタミンKの作用を阻害《そがい》して、血液を固まりにくくします。つまりワルファリンはビタミンKを介《かい》して血液凝固を抑《おさ》えるので、安定した効果が得られるまでに時間がかかり（4日前後）、服用を中止しても完全に効果が切れるまでにはやはり4日前後かかります。また、遺伝子多型といって、少しばかり人と違《ちが》う遺伝子を持っている人では、効果が安定するのに2週間以上かかることもあります。

ワルファリンを使って、血栓を予防するということは、つまり血液を固まりにくくするということです。ですから胃潰瘍《かいよう》や痔《じ》など、出血している病気がある人はまずそれを治さなくてはなりません。またワルファリンが効きすぎると出血したときに血が止まらなくなってしまいますので、一人一人に合った投与《とうよ》量を見つけることが大事です。そのために、使い始めは1～2週間ごとに、血液のかたまり具合を調べながら、少しずつ投与量を増やしていき、投与量が決まったあとも1か月から2か月に1回は検査をします。

ワルファリン服用中の注意点

ワルファリンが阻害するビタミンKは、緑色野菜や海草などに多く含《ふく》まれますが、特にクロレラや納豆には大量に含まれています。ですからこれらを食べると、ワルファリンが効かなくなります。納豆やクロレラはあきらめるとしても緑色野菜や海草を食べないわけにはいきません。ですから、緑色野菜や海草は必要なだけしっかりと摂取《せっしゅ》しますが、今週はサラダばかり、来週はまったく食べない、といったようなむらのある食べ方をしないこと。コンスタントに食べていれば、その状態でワルファリンの投与量を決めればいいのです。

またビタミンＫは腸内細菌《さいきん》でも作られていますので、抗生物質を飲んだ場合には腸内細菌が死んでビタミンＫの産生が減り、ワルファリンが効き過ぎることもあります。それ以外にもワルファリンの作用を増強したり減弱したりする薬や食品が数多くありますし、肝臓《かんぞう》病など、これに影響するほかの病気もあるので、薬剤師《やくざいし》や医師の指導の下で服用することが大切です。ワルファリンの作用に影響する食品や薬などが書いてある「ワルファリン手帳」をもらっておくとよいでしょう。

ワルファリン服用中の手術など

ワルファリンを飲んでいる人は、通常の手術はもちろん、大腸のポリープをとるなどの内視鏡手術、胃カメラのときの生検など、出血をともなう治療や検査をするときには、一時的に服用を中止することがありますので、医療機関を受診《じゅしん》したときには必ず申し出てください。これは抗血小板薬でも同じです。抜歯《ばっし》などの歯科治療ではワルファリンを止めることはほとんどありませんが、それでも必ず告げてください。また交通事故などにあったときにも、ワルファリン服用者であることがすぐにわかるように免許《めんきょ》証などと一緒《いっしょ》に服薬内容を書いておきましょう。

抗血小板薬とワルファリンとの違い

ワルファリンは主に静脈系や心房内など、血液の流速が遅《おそ》くなってできる血栓予防に有効です。一方で、アスピリンやチクロピジン、クロピドグレルなどの抗血小板薬は、心房内の血栓予防にはあまり有効ではなく、逆に冠動脈狭窄《きょうさく》や頸《けい》動脈狭窄など、動脈系の狭窄部の血栓予防に有効です。ですから、狭心症や心筋梗塞症では、抗血小板薬が使われ、心房細動や血栓性静脈炎《えん》などにはワルファリンが使われるのです。

なお、2011 年春から、タビガドランという抗凝固薬も使えるようになりました。この薬の特徴《とくちょう》は、ワルファリンのような食物の制限がないことや、定期的な検査が必要ないことなどの利点があります。一方で、作用時間が短いので 1 日 2 回服用しなければなりません。

覚えておくこと

- 心房細動には脳梗塞がつきもの
- 納豆とクロレラは絶対に食べないこと
- ほかにも相互《そうご》作用のある薬や食品が多数あり
- 心房細動でもワルファリンさえのんでいれば
  脳梗塞の危険性は 1/3 に

非薬物

5 不整脈の非薬物療法

近年になって非薬物療法《りょうほう》の選択肢《せんたくし》が増えたことで、
不整脈の治療法は大きく進歩しました。
患者《かんじゃ》さんへの負担が少なく効果に優れた方法が普及《ふきゅう》しています。

正常な拍動《はくどう》リズムを維持《いじ》する「ペースメーカ」の植込《うえこみ》術

「洞不全症候群《どうふぜんしょうこうぐん》」や「房室《ぼうしつ》ブロック」など、徐脈性《じょみゃくせい》不整脈の中心的治療法として用いられているペースメーカ植込術は、心筋に人工的な電気刺激《しげき》を与《あた》えて、正常な拍動リズムを維持する治療法のこと。一般的には皮膚《ひふ》の下に刺激発生装置を植え込んで使います。1分間の心拍《しんぱく》数が40回以下、あるいは3秒以上の心停止が認められる人は、強いめまいや失神のおそれがあります。心停止が発生したときに、いち早く装置がその状態を感知し、自動的に電気刺激を送って心臓の収縮を起こす、というしくみになっています。

ペースメーカは、心臓へ命令（電気刺激）を出す装置本体と、その刺激を心筋に伝えるリードからなります。植え込む方法は、胸部の皮膚を切開して電極のついたリードを静脈に入れ、右心房・右心室まで挿入《そうにゅう》して固定。次に鎖骨《さこつ》あたりに装置本体をお

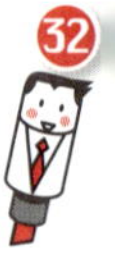

さめ、リードと接続して縫合《ほうごう》します。

手術にかかる時間は１～２時間で、入院期間は３日から１週間。その後６か月ごとの点検が必要であり、電池交換《こうかん》（寿《じゅ》命《みょう》10～20年）の際は再手術を行います。

図32 リンク　ペースメーカのしくみ

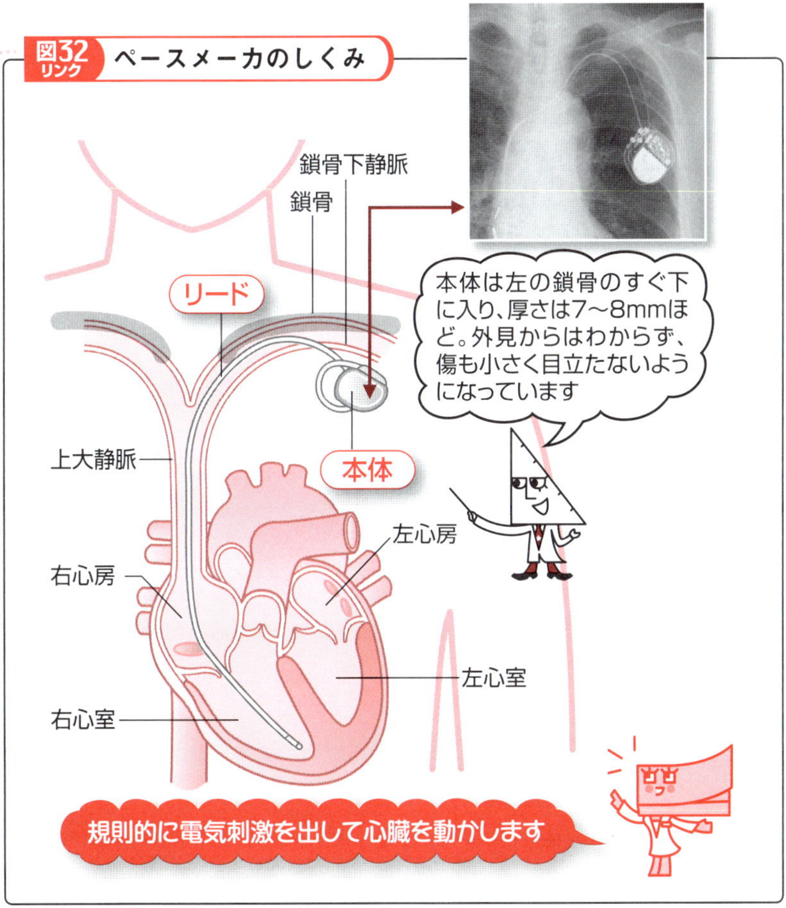
鎖骨下静脈
鎖骨
リード
本体
上大静脈
右心房
右心室
左心房
左心室
本体は左の鎖骨のすぐ下に入り、厚さは7～8mmほど。外見からはわからず、傷も小さく目立たないようになっています
規則的に電気刺激を出して心臓を動かします

電気ショック機能をもつ「除細動器《じょさいどう》」の植込術

33

電気的除細動器を小型化してペースメーカのようにからだに埋め込む装置をICD（植え込み型除細動器）といいます。心室頻拍《ひんぱく》や心室細動が起こったときに、これを感知して自動的に電気ショックをかけるため、根本治療ではないものの、突然死を防ぐ効果はとても優れています。年々小型化が進み、手術の負担も軽減。局部麻酔《ますい》で皮下に植え込むことも可能になりました。

異常な回路を焼き切る「カテーテルアブレーション」

カテーテルアブレーションとは、リエントリー回路によって起こる不整脈に有効な治療法です。

足のつけ根の動静脈や鎖骨下の静脈などからカテーテルを入れ、まずは検査によって探し出した病巣《びょうそう》に接触させます。次にカテーテルの先端《せんたん》から高周波を流し、その熱によって病巣の周囲の組織を死滅《しめつ》させるのです。

次頁

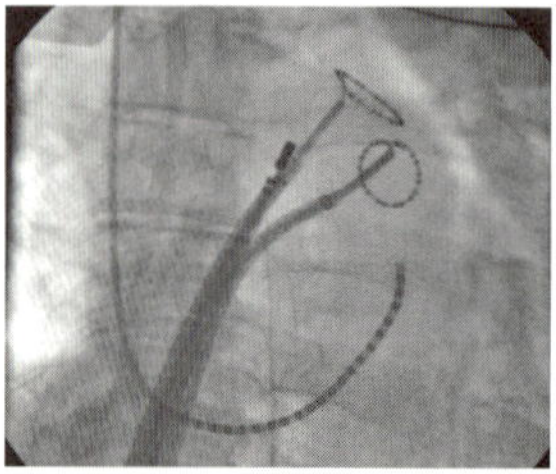

心房細動に対するカテーテル治療。肺静脈の左心房への流入口を焼灼《しょうしゃく》するためにリング状の電極を使う。

異常な回路を直接断つので根治《こんち》が期待でき、「上室性頻拍《ひんぱく》」や「WPW症候群」をはじめ「心室頻拍」「心房粗動《そどう》」「心房細動《さいどう》」などの不整脈に適

図33 リンク 植え込み型除細動器

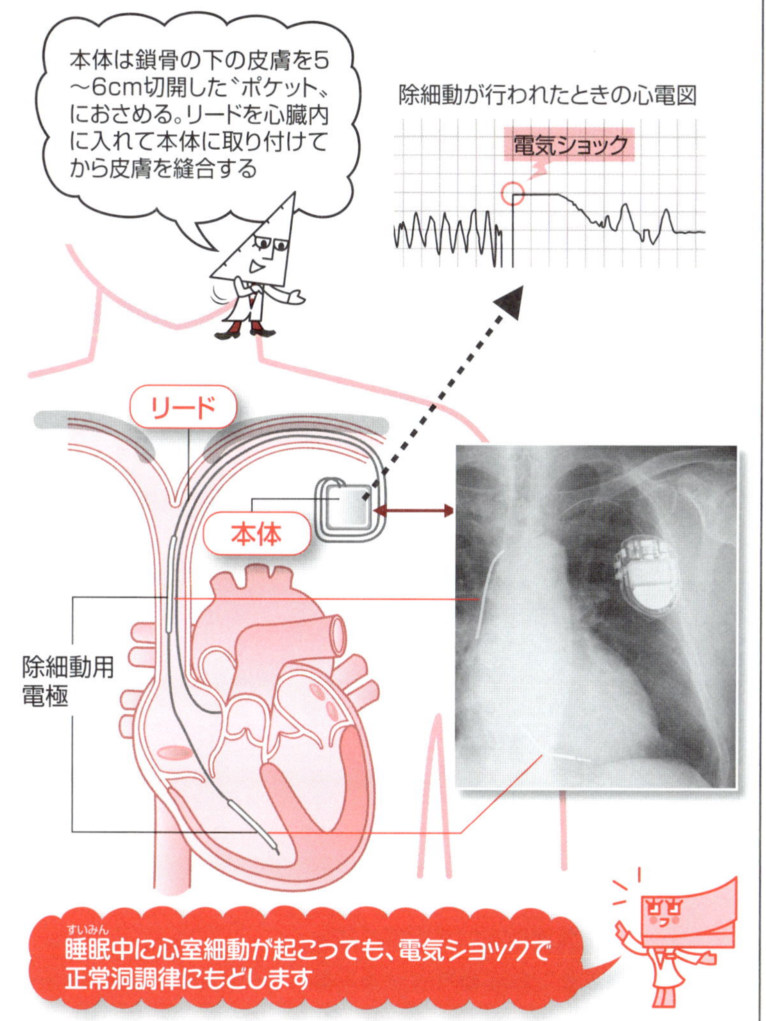
本体は鎖骨の下の皮膚を5～6cm切開した〝ポケット〟におさめる。リードを心臓内に入れて本体に取り付けてから皮膚を縫合する
除細動が行われたときの心電図
電気ショック
リード
本体
除細動用電極
睡眠《すいみん》中に心室細動が起こっても、電気ショックで正常洞調律にもどします

応します。手術は胸を切り開かないので、患者さんの負担は大きくはありませんが、時間がかかることがあります。

植込術などで改善されない場合の 外科手術

薬物療法やカテーテルアブレーションをほどこしても発作が頻発する不整脈の場合、外科手術が行われることもあります。

心房の筋肉に切り込みを入れたり、直接焼灼《しょうしゃく》したり、あるいは冷凍して電気刺激の発生源や異常な回路を断ち切って発作を抑《おさ》えます。この心房細動を治療する方法は「メイズ手術」と呼ばれています。開胸手術のために患者への負担は大きく、合併症《がっぺいしょう》の危険があることも否めません。

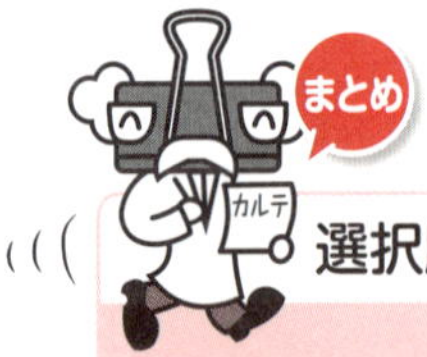

選択肢が増えた非薬物療法

- **徐脈性不整脈の中心的治療法は、「ペースメーカ」の植込術**
- **突然死を防ぐ「除細動器」の植込術、細い管を挿入して異常な部位を焼く「カテーテルアブレーション」など、非薬物療法の選択肢が拡大**
- **薬物療法、非薬物療法が効を奏しない場合、外科手術も検討**

図34 リンク　カテーテルアブレーション

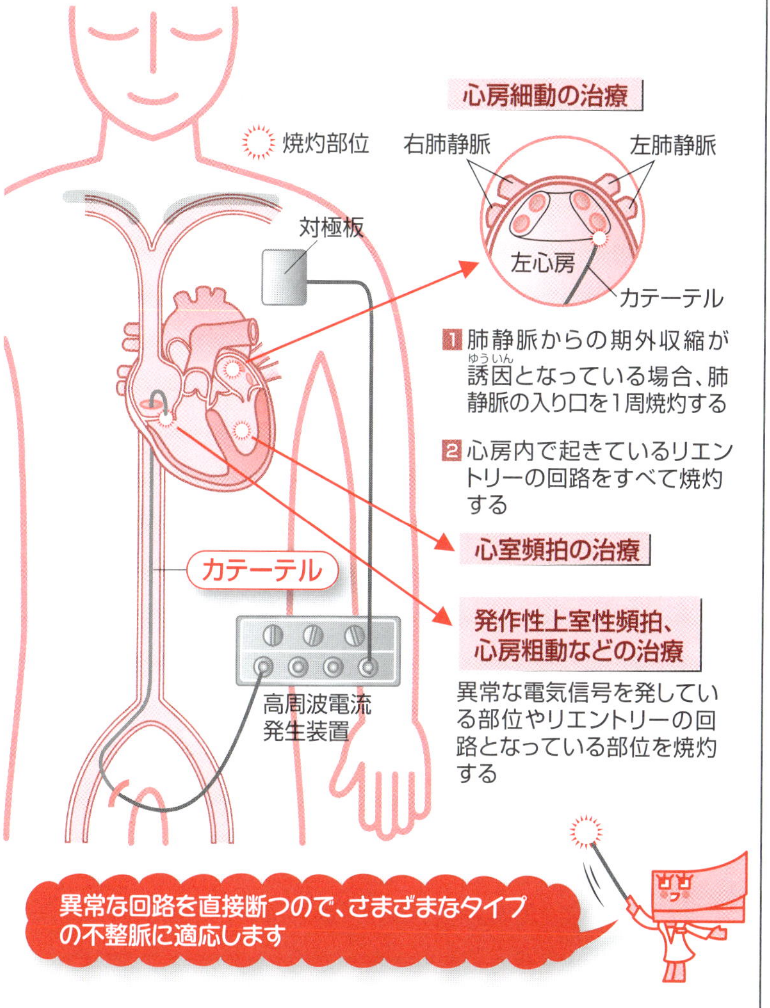

焼灼部位
対極板
カテーテル
高周波電流発生装置
心房細動の治療
右肺静脈
左肺静脈
左心房
カテーテル
1 肺静脈からの期外収縮が誘因《ゆういん》となっている場合、肺静脈の入り口を1周焼灼する
2 心房内で起きているリエントリーの回路をすべて焼灼する
心室頻拍の治療
発作性上室性頻拍、心房粗動などの治療
異常な電気信号を発している部位やリエントリーの回路となっている部位を焼灼する
異常な回路を直接断つので、さまざまなタイプの不整脈に適応します

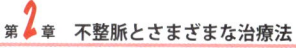

救急蘇《そ》生《せい》とAED

榊原記念病院
副院長 **伊東 春樹**先生

生存率をグンと高める応急処置

心筋梗塞《こうそく》で倒《たお》れた人のうち6割以上の人は、それまでに何も異常を感じたことがないといいます。多くはある日突然、激しい胸痛に見《み》舞《ま》われたり意識がなくなったりします。家族のなかに心臓病はもとより、冠《かん》危険因子をもつ人がいたら、万一の場合に備えて救急蘇生を知っておくことが大事です。もし、職場や町で急に意識がなくなって倒れた人がいたら、以下の手順で救急蘇生をします。心室細動や心停止の場合が多く、除細動が1分遅れると救命率は10%下がります。

①倒れた人を安全なところへ移す

交差点の真ん中では助ける人も危険です。安全な所へ移して、なるべく堅《かた》い台や地面の上に仰《あお》向《む》けに寝《ね》かせます。肩《かた》をたたき声をかけて意識があるかどうか確認します。

②大声で人を呼び、救急車の手配と AED（自動体外式除細動器）を持ってくるよう頼《たの》む。

③ただちに心臓マッサージを始める

まず、頭を後屈《こうくつ》しあご先をあげて（外傷がある場合は下顎《かがく》のみを上げます）気道《きどう》を確保し、心臓マッサージを施します。両手を開いて重ね、肘《ひじ》を伸《の》ばして胸の真ん中にある胸骨（胸骨中央、乳頭間線上）を、1分間に100回以上のペースで胸骨が5cm以上沈《しず》む力で押します。30回の心臓マッサージごとに2回ほど「マウス・ツー・マウス」で息を吹《ふ》き込みます。口をつけることに抵《てい》抗《こう》があったり、人工呼吸に慣れていなければ、胸骨圧迫だけでもかまいません。救急隊や医療者が来るまでずっと続けます。

④ AEDが到着したら電極をつけ、他の人が体に触《さわ》っていないことを確認して除細動する

自動音声の説明に従って行えば、初めてでもできるようになっています。意識が戻《もど》らなければ、また心臓マッサージを続けてください。

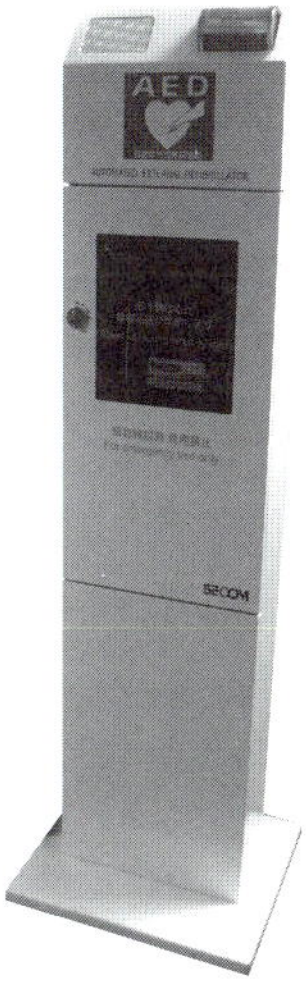

AEDは、駅や空港、体育館、学校などほとんどの公共施設《しせつ》に配備されています。普段から、職場や通勤経路、家の近くでどこにAEDがあるか、確認しておくこと。また､消防署や多くの病院で行っている､「救急蘇生とAEDの講習会」にはぜひ参加しましょう。

Column

心臓病への不安が症状につながる「心臓神経症」

❖ 精神的ストレスの緩和《かんわ》が症状改善への道

動悸《どうき》、息切れ、めまい、呼吸困難、脈が乱れる、胸が痛いといった心臓病のような症状をうったえているにもかかわらず、色々調べてもとくには異常が見つからない。このような場合、心臓の機能的な問題でなく、心理的要因が強い「心臓神経症」と診《しん》断《だん》されることがあります。

心臓神経症とは不安神経症の一種で、精神的なストレスや過労、心臓病への極度な不安感が原因としてあげられます。昼間はあまり気にならないが、夜に床に入ると動悸がする…ということも多いようです。

心臓は、文字どおりメンタルな影響を受けやすい臓器。まずは専門医の検査を受け、その結果が「異常なし」と出たら必要以上に気に病まないことです。また、ゆっくりとお風呂《ふろ》につかる、好きな音楽を聴《き》く、マッサージやストレッチをするなどの心身をリラックスさせる方法は、心臓神経症の原因である交感神経を抑え、副交感神経を優位にさせるため、症状の改善に有効です。

それでも動悸や息切れ、胸痛などが続くときは、心療内科を受診し、ストレスを緩和させたり自律神経を安定させる治療法を検討してもらいます。ただし、向精神薬や睡眠導入薬を服用する際には依存《いぞん》することがないように注意が必要で、医師の指示をしっかりと守ることが大事です。

第3章

心筋梗塞《こうそく》・狭心症《きょうしんしょう》とその他の心臓病

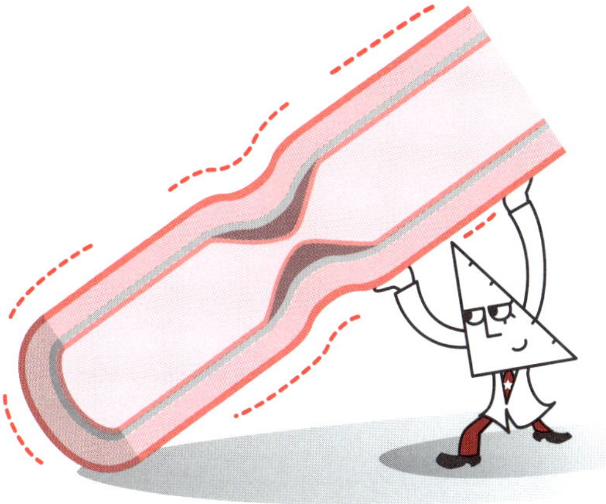

心臓病患者の半数近くは虚血《きょけつ》（血液の不足）から生じる虚血性心疾患《きょけつせいしんしっかん》です。本章では、虚血性心疾患を中心にさまざまな心臓病の特徴と最新治《ち》療法《りょうほう》を紹介《しょうかい》します。

SOS

1 冠動脈のトラブルで心筋がSOS、心筋梗塞・狭心症

心筋が血液不足におちいって起こる「心筋梗塞《こうそく》」「狭心症《きょうしんしょう》」は、心臓病患者《かんじゃ》の５割を占《し》める病気。そのおもな原因は、冠《かん》動脈の動脈硬化《こうか》と冠動脈の血管攣縮《れんしゅく》です。

日本人心臓病患者の半数近くを占める虚血性心疾患《きょけつせいしんしっかん》

ひとくちに心臓病といっても、心臓にまつわる疾患にはさまざまな種類があります。なかでも日本人の心臓病患者の５割近くを占めるのが、いわゆる「虚血性心疾患」です。

虚血とは、心筋に新鮮《しんせん》な血液が行き渡《わた》らず、酸素も栄養も足りなくなった状態をいいます。

そのまま放置すれば心不全におちいるなど、突然死の危険もあるこわい状態。心筋に血液を供給している冠動脈が狭《せま》くなったり、塞《ふさ》がったりして、心筋への血流を妨《さまた》げることがおもな原因です。 35

なかでも、２大虚血性心疾患といわれるのが「心筋梗塞」と「狭心症」。脳梗塞や脳出血を合わせた〝脳卒中〟とともに死亡率は高く、これら疾患の症状が少しでもあらわれた場合は、ただちに処置を受けなければなりません。

図35 リンク 「虚血性心疾患」の原因

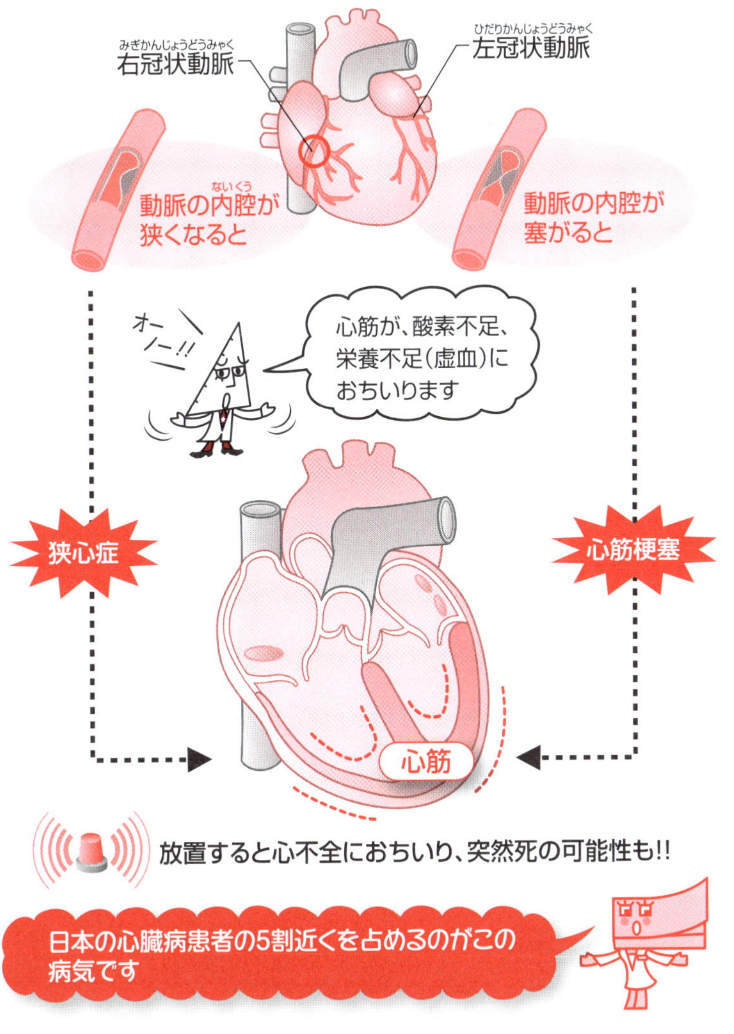
右冠状動脈《みぎかんじょうどうみゃく》
左冠状動脈《ひだりかんじょうどうみゃく》
動脈の内腔《ないくう》が狭くなると
動脈の内腔が塞がると
オーノー!!
心筋が、酸素不足、栄養不足（虚血）におちいります
狭心症
心筋梗塞
心筋
放置すると心不全におちいり、突然死の可能性も!!
日本の心臓病患者の5割近くを占めるのがこの病気です

心筋が酸素不足におちいる原因①——「動脈硬化」

心筋への血流がとどこおり、酸素や栄養が不足して引き起こされる虚血性心疾患ですが、その最大の要因が「動脈硬化」。これはおもに悪い生活習慣から来る血管の炎症が原因で、冠動脈や脳の動脈などで動脈硬化が進行してしまうと、体に大きな影響を及ぼしてしまいます。

動脈硬化にもいくつかの異なったタイプがあり、太い動脈の内壁《ないへき》にコレステロールなどが厚くこびりついて血管が詰《つ》まる「アテローム（粥状《じゅくじょう》）硬化」、脳や腎臓《じんぞう》の細い血管で起こる「細《さい》動脈《どうみゃく》硬化」、カルシウムなどがたまることで血管が硬くもろくなる「中膜《ちゅうまく》硬化」の3つがあります。

とくに注意が必要なアテローム硬化は、動脈硬化のなかでも代表的な疾患であり、悪玉コレステロール（LDL）が関係してきます。

高血圧や喫煙《きつえん》、糖尿病《とうにょうびょう》、運動不足といった危険因子によって血管の内皮細胞が傷つくと、そこに悪玉コレステロールが入り込んで酸化し、プラーク（粥腫《じゅくしゅ》）となって付着します。

アテローム硬化による胸痛発作（労作狭心症）

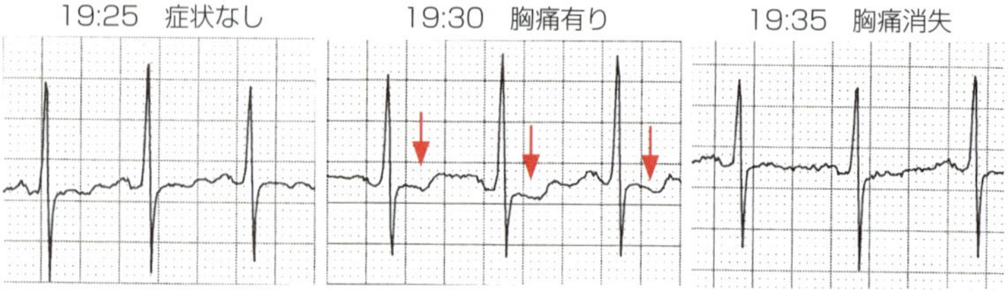

ホルター心電図で記録された、運動時の胸痛に一致した心電図変化（ST 低下）。

図36 リンク 動脈硬化の3タイプ

アテローム（粥状）硬化

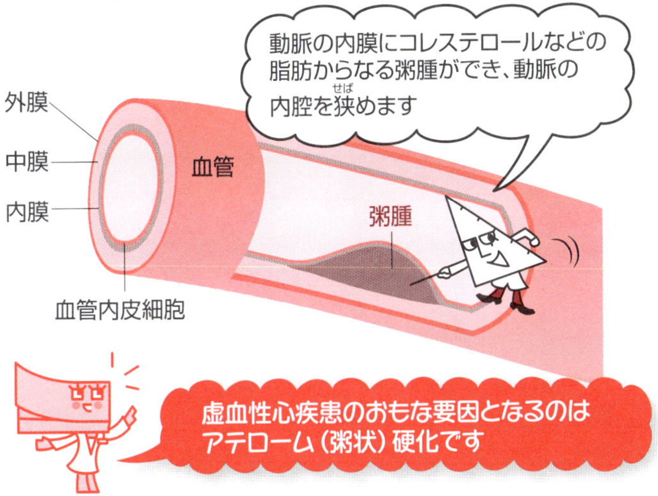
動脈の内膜にコレステロールなどの脂肪からなる粥腫ができ、動脈の内腔を狭《せば》めます
外膜
中膜
内膜
血管
粥腫
血管内皮細胞
虚血性心疾患のおもな要因となるのはアテローム（粥状）硬化です

その他の動脈硬化

細動脈硬化

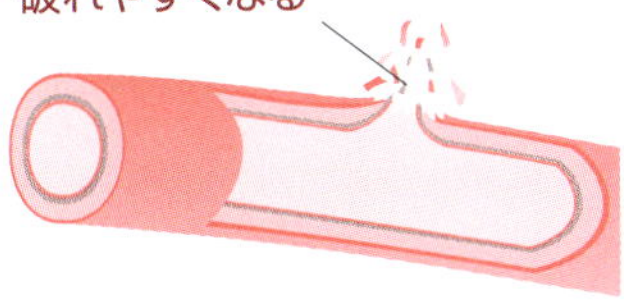
3層全体がもろくなり破れやすくなる

脳や腎臓の細い動脈に起りやすい

中膜硬化

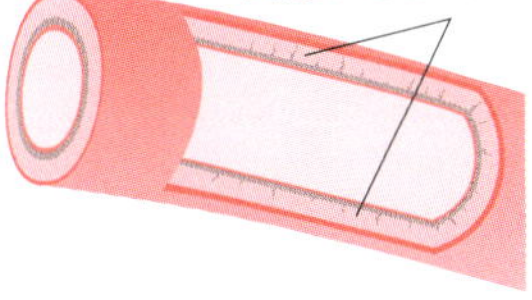
中膜がもろくなる

下肢《かし》の動脈、頸部《けいぶ》の動脈などに起こりやすい

これをリンパ球やマクロファージなどの白血球が貪食することで、さらにプラークが大きくなります。プラークが血管内で肥大すると動脈の血流が減少または遮断《しゃだん》――。結果、発作が起こるのです。

心筋が酸素不足におちいる原因②――「冠攣縮《かんれんしゅく》」

虚血性心疾患を引き起こす要因は、動脈硬化のほかにもうひとつ、「冠攣縮」があげられます。これは「スパスム」とも呼ばれ、正常に流れていた冠動脈がいきなりけいれんを起こし、動脈が縮んで一時的に狭くなり、血液の流れが阻害《そがい》されるという現象です。その結果、心筋が血流不足となり狭心症の発作が出るのです。

発作は、安静にしているときに起こりやすく、深夜や明け方の就寝《しゅうしん》中に胸の苦しさで目覚めてしまうような場合は、冠攣縮を疑うべきかもしれません。

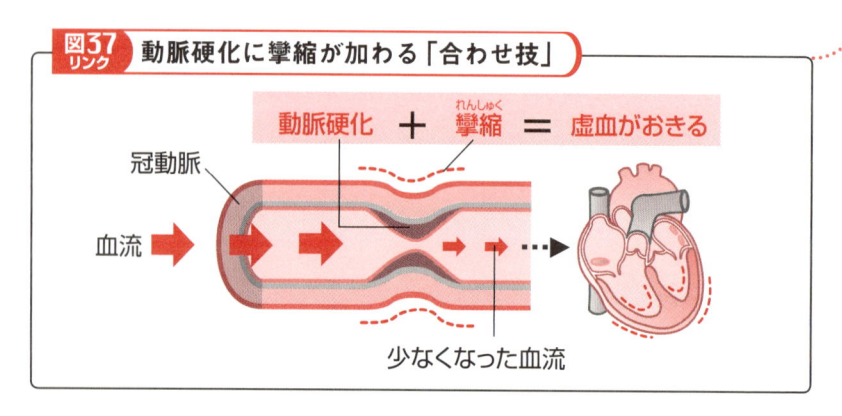

図37 リンク 動脈硬化に攣縮が加わる「合わせ技」

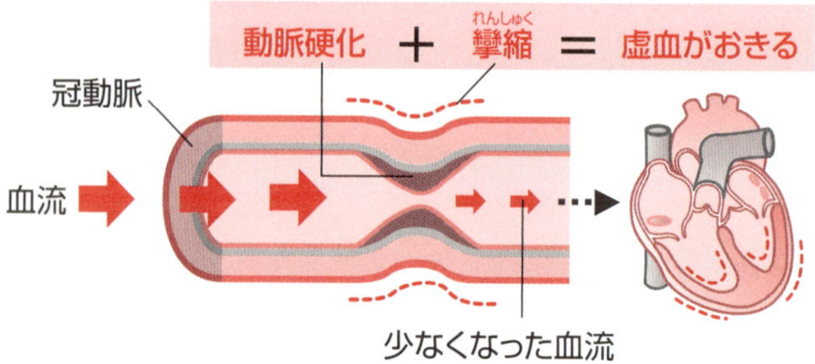

37

また運動で誘発《ゆうはつ》されるタイプもあります。さらに、程度の軽い動脈硬化による狭窄《きょうさく》に攣縮が加わって「合わせ技」で虚血を起こすこともあります。

なぜ血管がけいれんを起こすのかについては不明な点が多く、血管内皮の機能異常や自律神経のバランスの乱れが関係しているのではないか、ともいわれています。血管の内皮が全く正常なところにはおこらず、内皮障害があるところにおきるので、数年後にはそこに動脈硬化による明らかな狭窄ができてしまうこともよくあります。この狭心症は発作中に心電図のSTが上昇するのが特徴《とくちょう》的です。

冠攣縮で起こる胸痛発作（冠攣縮性狭心症）

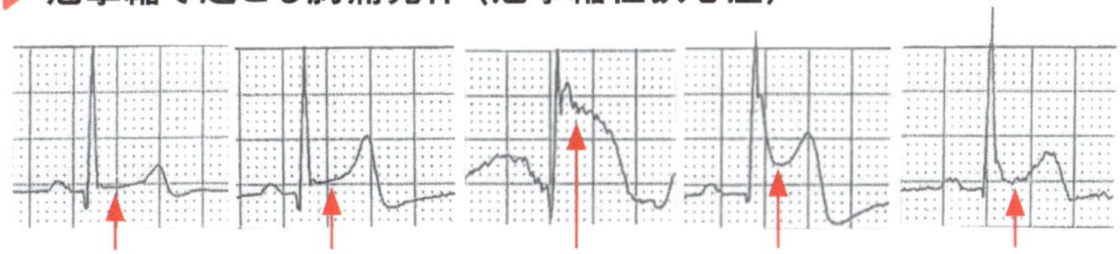

ホルター心電図でとらえられた冠攣縮性狭心症の発作時心電図。胸痛に一致してST部分が上昇し、また戻っている。

まとめ

冠動脈のトラブル

- **心筋に新鮮な血液が行き渡らず、酸素も栄養も不足した状態を「虚血」という**
- **心臓病患者の約5割は、「心筋梗塞」や「狭心症」などの虚血性心疾患**
- **虚血性心疾患の要因として、冠動脈の動脈硬化や冠攣縮があげられる**

狭心症

2 冠動脈が狭くなる「狭《きょう》心《しん》症《しょう》」

狭心症には労作時に起こるものと安静時に起こるものの2タイプがあります。どのような状況でどんな発作が起こるのか。治療法《ちりょうほう》も含めて理解しておきましょう。

動脈硬化《こうか》による「労作《ろうさく》狭心症」と冠攣縮《かんれんしゅく》による「冠攣縮狭心症」

狭心症とは、動脈の異常などにより心筋に十分な血液が行き渡《わた》らず、心臓の酸素や栄養が不足することによって胸痛発作を起こすという疾患《しっかん》です。

この狭心症、原因によっていくつかのタイプに分かれます。1つは「労作狭心症」で、血管内壁《ないへき》がコレステロールなどで狭《せま》くなる動脈硬化を原因とします。もう1つは「冠攣縮狭心症」で、血管がけいれんを起こして収縮し、血流が悪くなる冠攣縮が原因となります。

労作狭心症は、運動したり興奮したりして心臓の活動が活発になったときに、心筋の増えた酸素需要《じゅよう》に酸素供給が間に合わず、心臓の血液不足（虚血《きょけつ》）が起こり発症します。一方で冠攣縮狭心症は、睡眠《すいみん》時など安静にしていても冠動脈が一方的に収縮し、冠動脈への酸素供給が減ることで発作が起こります。就《しゅう》

図38 リンク　狭心症——2つのタイプ（原因による分類）

1 労作狭心症

動脈硬化によって起こる

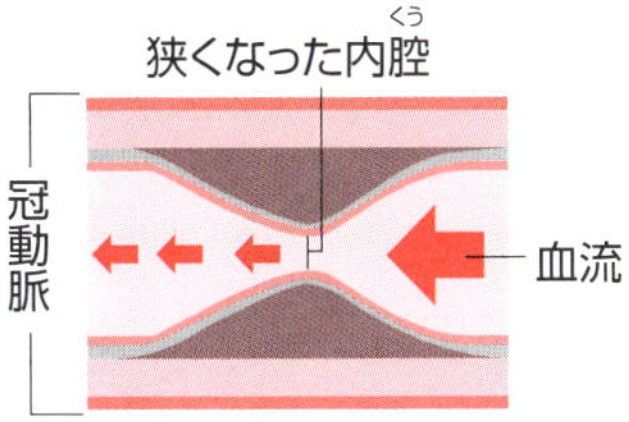

動脈硬化が原因で、冠動脈の内腔が一時的に狭くなってしまう

すると……

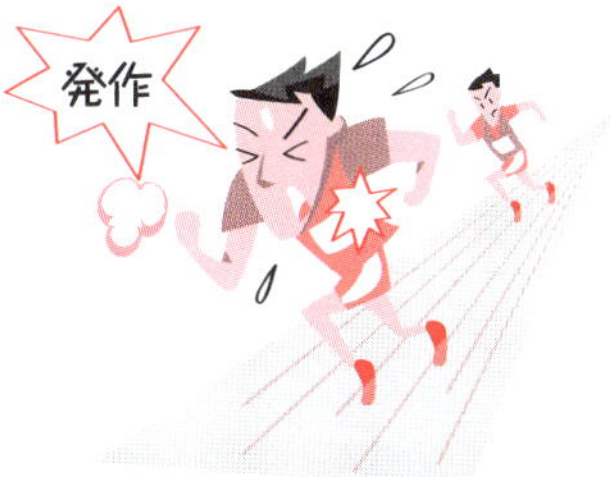

運動中など心臓の拍動《はくどう》が速いときに血流が不足するため、発作を起こしてしまう

2 冠攣縮狭心症

血管のけいれんによって起こる

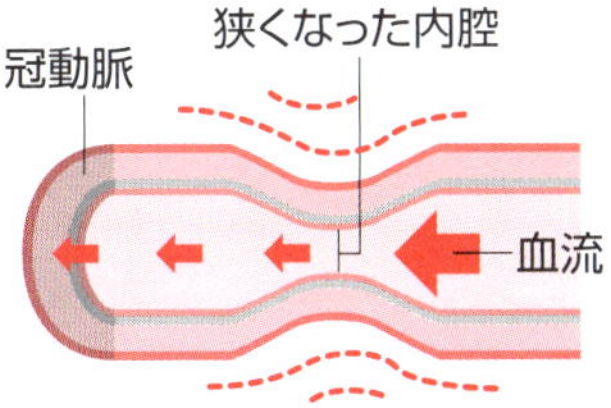

冠動脈の激しいけいれんが原因で、内腔が一時的に狭くなってしまう

すると……

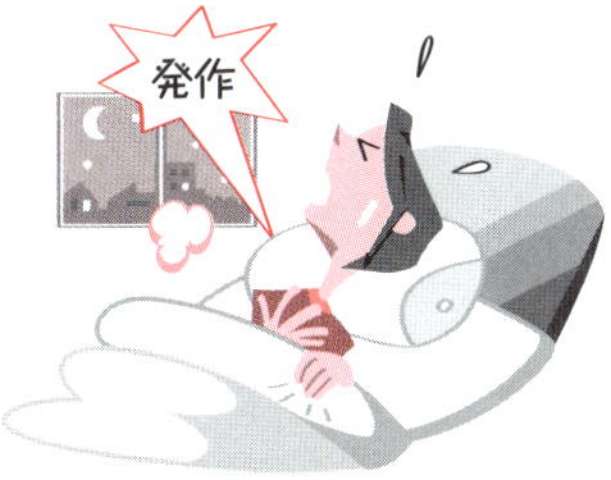

安静時にもかかわらず、血流が不足し、発作を起こしてしまう

発作は、冠動脈の異常による血液不足によって、心筋に十分な酸素が届かないために起こります

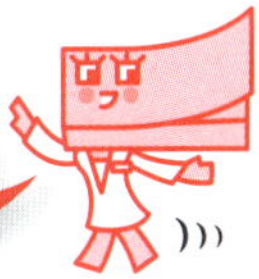

寝《しん》中の深夜や起床《きしょう》時などが注意すべき時間帯となります。

症状の経過で異なる「安定狭心症」と「不安定狭心症」

労作狭心症は、症状の経過や、心筋梗塞へ移行しやすいか否かによって２つのタイプに分けられます。それが「安定狭心症」と「不安定狭心症」です。

安定狭心症とは、動脈内壁にこびりついたコレステロールのかたまり（プラーク）が、形・大きさともに変化を見せず、安定した状態をさします。容態が急変することは少なく、いつも決まった症状として発作が起き、安静にしたり薬を服用すれば大抵《たいてい》おさまります。

一方で不安定狭心症は、血管内にあるプラークの形状が文字どおり〝不安定〟であり、ときにはそのプラークが崩《くず》れて血栓《けっせん》を生み、動脈内を閉塞してしまう病態をさします。

安定狭心症は心筋梗塞に移行する危険性が低いのに対し、不安定狭心症はその危険性が高いというのが特徴《とくちょう》。不安定狭心症は、いわゆる心筋梗塞の前兆といってもよく、「急性冠症候群」と呼ばれ「急性心筋梗塞」と同じ治療が必要です。

発作を抑え、再発を防止する狭心症の治療薬

狭心症を治療する場合、まずは胸痛などの発作を抑える必要があります。そして、発作がおさまったあとはそれを繰《く》り返さないことが肝心《かんじん》です。

図39 リンク 狭心症——2つのタイプ（病態による分類）

1 安定狭心症

粥腫《じゅくしゅ》（プラーク）の状態が変化をしない

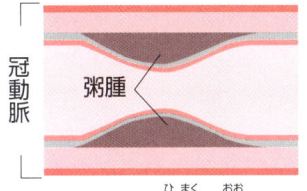

粥腫がしっかり被膜《ひまく》で覆《おお》われている

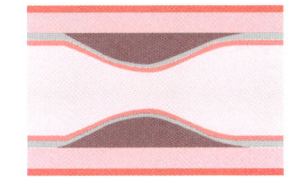

粥腫の形、大きさともに変化を見せず、安定している

2 不安定狭心症

粥腫（プラーク）の状態は不安定

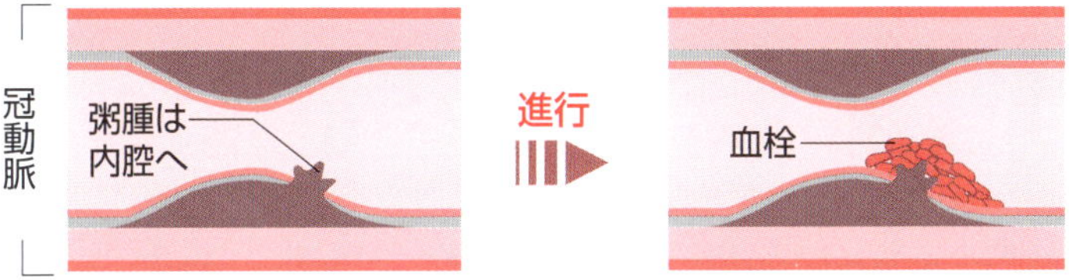

粥腫が被膜を破り、内腔に出てきてしまう

粥腫は血栓を生み、内腔はさらに狭くなっていく。数時間で心筋梗塞になることも

不安定狭心症は心筋梗塞の前兆。さらに進行し、血管が完全に塞《ふさ》がって心筋が壊死《えし》することを「急性心筋梗塞」といいます

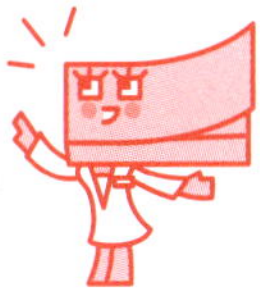

図40 リンク　硝酸薬の使い方

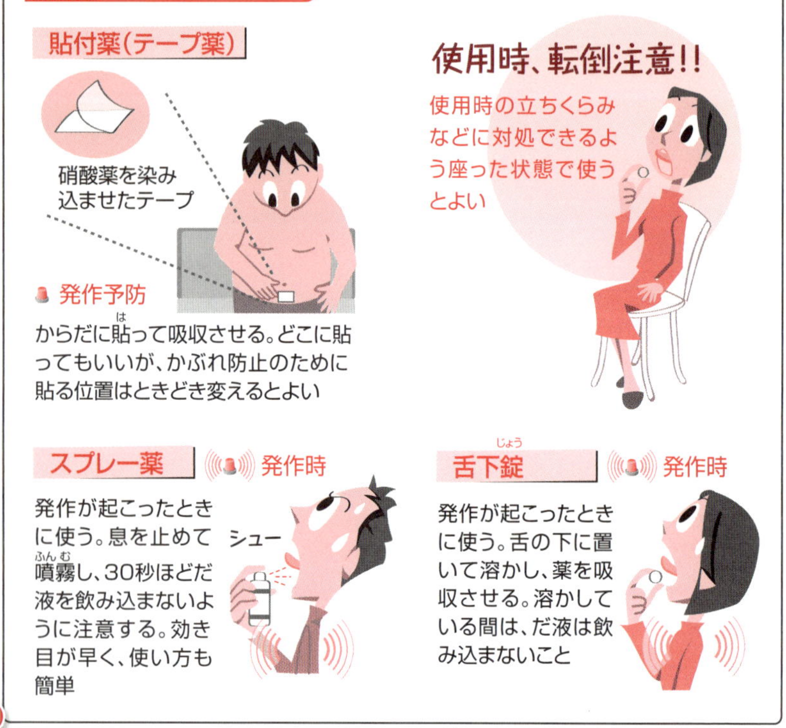
貼付薬（テープ薬）
硝酸薬を染み込ませたテープ
発作予防
からだに貼《は》って吸収させる。どこに貼ってもいいが、かぶれ防止のために貼る位置はときどき変えるとよい
使用時、転倒注意!!
使用時の立ちくらみなどに対処できるよう座った状態で使うとよい
スプレー薬
発作時
発作が起こったときに使う。息を止めて噴霧《ふんむ》し、30秒ほどだ液を飲み込まないように注意する。効き目が早く、使い方も簡単
シュー
舌下錠《じょう》
発作時
発作が起こったときに使う。舌の下に置いて溶かし、薬を吸収させる。溶かしている間は、だ液は飲み込まないこと

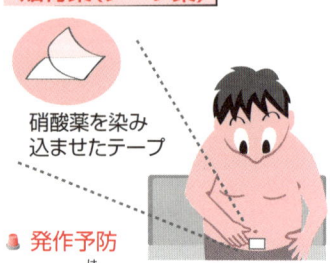

発作を抑える薬として、まずあげられるのが「ニトログリセリン」「硝酸《しょうさん》イソソルビド」といった硝酸薬。とくに即効《そっこう》性が高いニトログリセリンは経口的に服用すると効果がないため、直接粘膜や皮膚《ひふ》から吸収させます。舌で溶《と》かすタイプやスプレー式が発作を鎮《しず》めるのに使われます。持続時間は 15 分前後で効果は短いので予防的に使うのには向いていません。そこでニトログリセリンの貼布薬《ちょうふやく》（テープ剤）が開発されていま

す。ニトログリセリンは長時間使うと効果がなくなる「耐性《たいせい》」が生じますので、発作が起きない時間帯は、はがしましょう。かたや硝酸イソソルビドは、即効性の点でニトログリセリンには劣《おと》るものの経口でも持続性があり、安定狭心症の発作予防になるというメリットがあります。いずれもからだの血管を広げるので、頭が重くなったり頭痛が出ることもありますが、効いている証拠《しょうこ》で15分もたてば消失します。血圧も少し下がりますので、その間は座って休みましょう。

ほかには、労作性狭心症の予防薬として用いられる「β遮《しゃ》断《だん》薬」（101頁）、冠攣縮性狭心症の原因となる冠動脈のけいれんに有効な「カルシウム拮抗《きっこう》薬」（96頁）なども用いられ、血栓予防のためにアスピリンなどの抗血小板薬はほぼ全例に使われます。

自覚症状が乏《とぼ》しい「無症候《むしょうこう》性心筋虚血」

発症すればたいてい激しい胸痛発作などをともなう心筋梗塞ですが、ときにはまったく自覚症状のないケースもあります。それが「無痛性心筋梗塞」。虚血が起こっても症状の出ない「狭心症」と合わせて「無症候性心筋虚血」といいます。

無症候性心筋虚血は、自覚症状がないため、いっけん健康とみられる人でも知らないうちに進行することがあります。高血圧症や糖尿病《とうにょうびょう》の治療中、あるいは健康診断《しんだん》で発見される例が少なくないのです。症状が出ない理由としては、虚血状態が軽度であるとか、糖尿病があったりして痛みを感じる神経系統に異常があるなどが考えられますが、はっきりしたことはわかっていません。

そのほか無症候性心筋虚血には、心筋梗塞後の胸痛をともなわないケースもあります。症状の有無は病気の重症度とは関係がなく、かりに症状がなくても虚血を放置しておけば病状は悪化し、突然死に結びつかないとも限りません。自覚症状がないので早期発見、早期治療が難しいという点もこの病気のこわいところです。

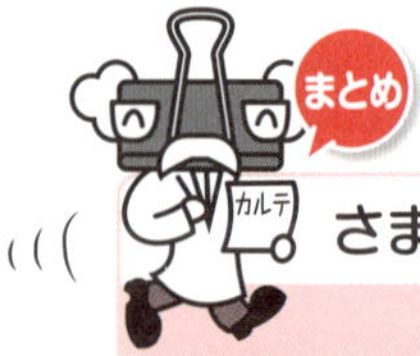

さまざまな狭心症に注意する

- **心筋への血流が不足して胸痛を起こす狭心症には、動脈硬化が原因の「労作狭心症」と、冠攣縮が原因の「冠攣縮狭心症」がある**
- **労作狭心症のなかでも、「不安定狭心症」は心筋梗塞に移行する危険性が高い**
- **狭心症の治療目標は、胸痛発作を抑え、かつ発作の再発を防ぐこと**

Column

高齢《こうれい》化《か》が進み、増えてきた「加齢にともなう心臓弁膜症」

かつて、*溶血性連鎖球菌《ようけつせいれんさきゅうきん》に感染してリウマチ熱を発症したのち、その後遺症で心臓弁膜症になる方が多かったのですが、抗生物質によるリウマチ熱の治療が行われるようになってから、そのようなケースは激減しました。ところが近年では、高齢化の進展によって〝加齢にともなう心臓弁膜症〟が増加しています。

一般《いっぱん》に、若い頃《ころ》はしなやかな動脈は、年齢を重ねるにしたがって硬《かた》くなります。ここに糖尿病や脂質《ししつ》異常症などの要因が加わると動脈硬化が進み、これによって心臓の弁が異常に変化、弁がうまく開かない狭窄《きょうさく》症を発症——これが加齢にともなう心臓弁膜症で、主に大動脈弁に起こります。今後、さらに高齢化が進むにつれて、加齢にともなう心臓弁膜症は増えるのではないかと懸念《けねん》されています。

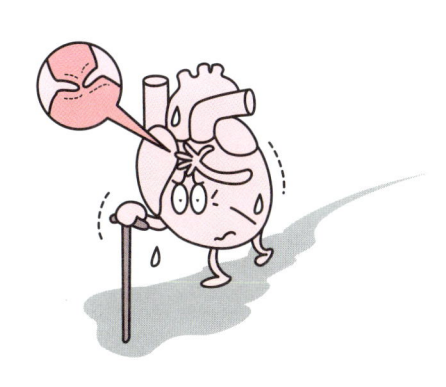

3 血流が途《と》絶《だ》えた部分が壊死する「心《しん》筋《きん》梗《こう》塞《そく》」

心筋梗塞は命をおびやかすこわい病気であるため、発症《はっしょう》したら速やかに医師の診断《しんだん》・治療《ちりょう》を受けなければなりません。発症後、どれだけ迅速《じんそく》に処置したかによって生死が分かれます。

新事実！
軽い「冠動脈狭窄《かんどうみゃくきょうさく》」から「心筋梗塞」を発症

狭心症《きょうしんしょう》と心筋梗塞は、どちらも冠動脈の動脈硬化《こうか》が原因で引き起こされる虚血性心疾患《きょけつせいしんしっかん》です。そのうち心筋梗塞は、心筋へ流れる血液が遮断《しゃだん》され、心筋が壊死《えし》した状態。最初の発作で５割以上が命を落とすという統計結果があるほど危険な病気です。

心筋梗塞は、冠動脈の内腔《ないくう》が完全に塞《ふさ》がってしまうことにより発症します。こうなると心筋細胞に酸素や栄養がまったく届かなくなるため、心筋の機能が著しく低下もしくは完全にストップ。その状態が 20 分も続くと、心筋細胞は壊死してしまいます。

一度壊死した細胞《さいぼう》は二度と生き返らないため、その場所や機能が復活することはなく、生命の危険におちいるというわけです。

41 　近年では、軽い冠動脈狭窄から心筋梗塞を発症することもわかっています。**動脈内壁《ないへき》の狭窄率が約5割に満たない場合でも、粥腫《じゅくしゅ》（プラーク）が崩《くず》れやすい状態であれば簡単に血管が詰《つ》まってしまいます。**症状がない、あるいは軽いからといって決して油断はできません。実際、心筋梗塞を起こした人の6割以上は、それまでまったく症状がなかった人たちです。

図41 リンク　心筋梗塞が起こるしくみ

1 粥腫の被膜《ひまく》が不安定に

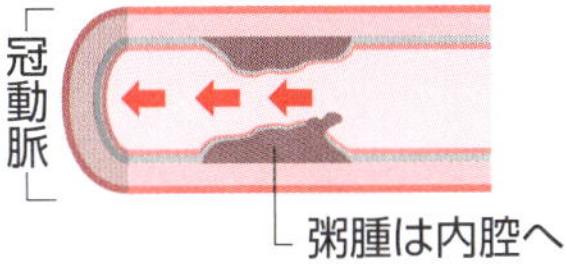

粥腫を覆《おお》っている被膜に弱くなっている部分があると、そこが破れ、粥腫の内容物が内腔に進出する

2 血栓《けっせん》が冠動脈を塞ぐ

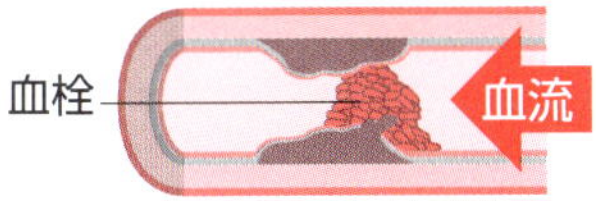

内腔に進出した粥腫に、血小板が集まり、血栓をつくる。血管は完全に閉塞する

3 心筋が酸素が不足を起こす

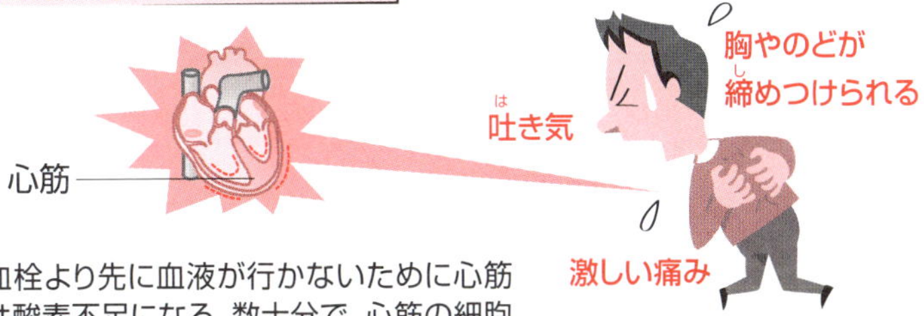
心筋
吐《は》き気
胸やのどが
締《し》めつけられる
激しい痛み

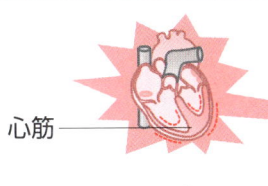

血栓より先に血液が行かないために心筋は酸素不足になる。数十分で、心筋の細胞が壊死し始め、心筋梗塞に!!

心筋梗塞の発作が起きやすい「魔《ま》の時間帯」

心筋梗塞は、いつどんな時に発症するかわからない病気ですが、統計的に見れば比較的発作が起きやすい時間帯はあります。発作の起こりやすいピークは１日におよそ２回。

１つは、ちょうど人が活発に活動し始める午前９時から10時ごろにかけて。就寝《しゅうしん》中は水分不足になることから、午前中の血液は粘度《ねんど》も上がってかたまりやすくなっているからです。

もう１つは、仕事を終えて午後７時から10時ごろにかけて。その日の疲《つか》れがドッと出るころであり、食事や飲酒、入浴などの行為《こうい》が発作の引き金となります。これらの時間帯はいずれも血圧の変動が激しく、心臓にも負担がかかります。また、季節的にみれば夏場より冬場のほうが発作の起こる割合は高く、さらには気温が低い日は、とくに注意が必要です。

発作の起こりやすい時間帯は1日2回

1回目 AM9時から10時ごろ

人が活発に活動をはじめる、午前中の時間帯

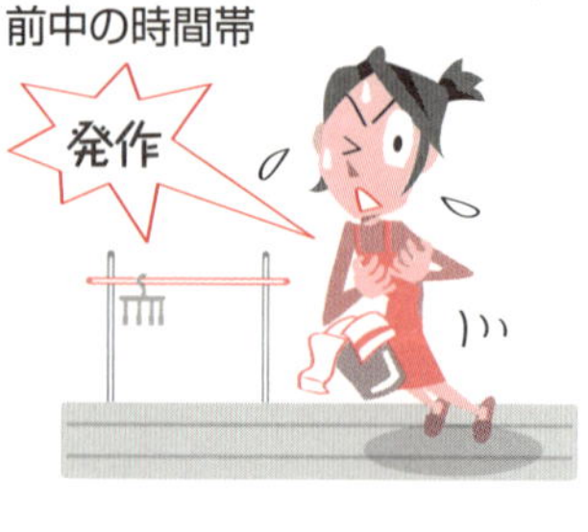

2回目 PM7時から10時ごろ

仕事が終わって、1日の疲れがドッと出る時間帯

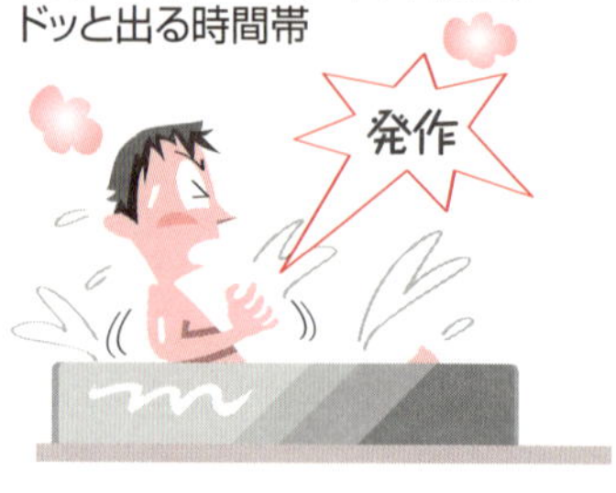

心筋梗塞治療のカギは、急性期とその後

心筋梗塞が疑われるときは、ただちに救急車を呼んでCCUなどの設備がある病院で治療を受けることが大切です。

CCUとは冠動脈疾患集中治療室のことをいい、ここでは心筋梗塞など心臓疾患を専門医のもとで治療することができます。

CCUに運び込まれると、まずは専門医による病状の評価や検査などで治療方針を決めます。その方針に従い、カテーテルを使って血管を広げる「POBA」（140頁）、冠動脈に血栓を溶《と》かす薬を注入する「血栓溶解《ようかい》療法」など、適切な治療を行っていきます。術後1～3日の急性期という期間は病院で集中管理を行い、症状が回復し安定してくれば一般病棟《いっぱんびょうとう》へ。続いてリハビリテーションが開始されます。

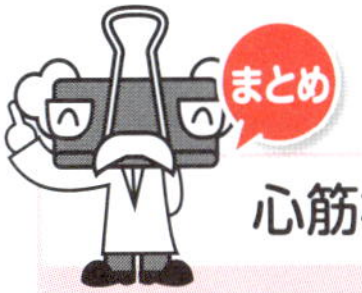

心筋梗塞は早期処置が必要

- 心筋梗塞は、冠動脈が詰まって心筋が血液不足におちいった状態
- 1日の活動が活発化する午前9～10時と仕事を終えた午後7～10時は発作が起きやすい「魔の時間帯」
- 発作が起きたらただちに病院へ搬送し、CCU（冠動脈疾患集中治療室）で治療

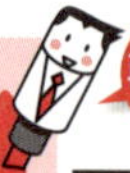

再発予防

4 再発も予防できる 心《しん》筋《きん》梗《こう》塞《そく》・狭《きょう》心《しん》症《しょう》の薬物療法

心筋梗塞や狭心症など心臓病の治《ち》療《りょう》法としてもっとも多く
用いられる薬物療法は、症状の改善のみならず、
再発の予防にも効果的です。

急性期治療の進歩により、ますます重要になった再発予防

心臓の疾患《しっかん》は、治療を終えてもいつなんどき再発するかわからない危険性をはらんでいます。しかし、現在では心筋梗塞など命にかかわる病気であっても症状の改善はもちろん、再発予防の面でも医療技術が著しく向上しています。

42

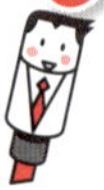

心筋梗塞や狭心症といった心臓病の再発を防ぐうえで基本的なことは２つ。生活管理と薬物療法です。具体的には運動、禁《きん》煙《えん》、アスピリンの３つは不可欠です。

生活管理では禁煙や食生活の見直し、適度な運動など、日常生活において動脈硬《こう》化《か》の危険因子をとり除くように努めます。心筋梗塞を起こした人の 95%、血管形成術を受けた狭心症の人の 80% 以上は、冠《かん》動脈のほかの部位に、次の心筋梗塞の候補となる不安定なプラークを持っています。そのため強すぎる運動は危険ですので運動負荷試験（46 頁）によって、自らの運動可能な範囲《はんい》を知っておくとよいでしょう。

薬物療法でアスピリン以外によく使われるのは、「硝酸《しょうさん》薬」「β

図42 リンク **心筋梗塞・狭心症の再発予防2つのポイント**

1 生活管理

動脈硬化をまねく危険因子を取り除く

適度な運動

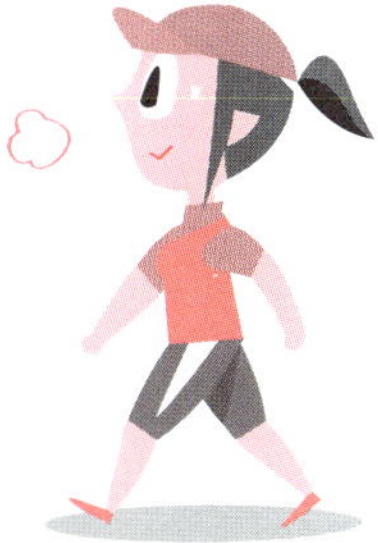

禁煙をする

食生活を見直す

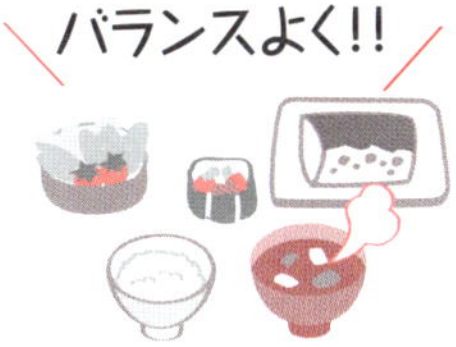

2 薬物療法

医師の指示に従って、ただしく服用し、再発を予防する

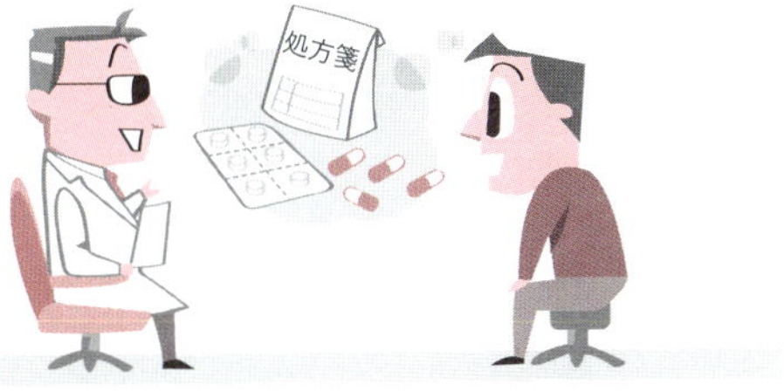

43

遮断《しゃだん》薬」「カルシウム拮抗《きっこう》薬」などの抗狭心症薬。アスピリン以外の血栓《けっせん》を予防する「抗血小板薬」、脂質《ししつ》異常症などの危険因子をコントロールする薬を用いることもあります。

ただし薬に関しては、病気の種類や症状によってさまざまな薬剤が用いられているため、医師の指示に従って服用しなければなりません。服薬服用を怠《おこた》ったり、あるいは薬の量を勝手に増減させることは厳禁。自己判断による薬の服用は、治療どころか逆に症状を悪化させかねません。

発作を防ぐとともに再発も予防する「抗狭心症薬」

胸痛発作をともなう狭心症の治療で用いられ、再発予防にも効果がある「抗狭心症薬」。これにはさまざまな種類があり、薬によって特性は異なりますが、大きく分けると「心筋における酸素の需要《じゅよう》を減少させるもの」と「酸素の供給を増加させるもの」の２タイプがあります。

一般的な抗狭心症薬である「硝酸薬」は、冠動脈を拡張させることによって酸素の供給量を増加させる作用と、全身の静脈を広げて心臓に帰る血液量を減らすことで、心臓内の圧力を下げ、冠動脈からの心臓への血流を増やす作用があります。突然の発作を抑《おさ》えるニトログリセリンが硝酸薬の代表格で、即効《そっこう》性があるので、発作を鎮《しず》めるためによく使われます。

次に「β遮断薬」は、自律神経の交感神経を抑制《よくせい》することで心筋の酸素消費量を減らして、血圧を下げる作用があります。

図43 リンク よく使われる「抗狭心症薬」

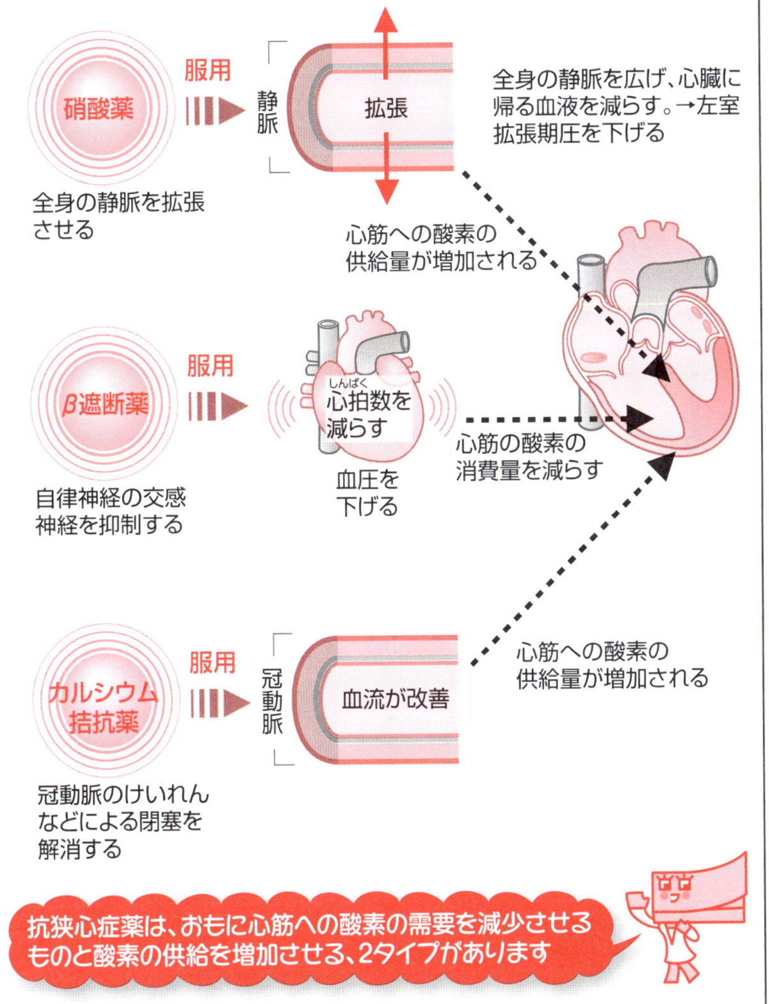
硝酸薬
服用
静脈
拡張
全身の静脈を広げ、心臓に帰る血液を減らす。→左室拡張期圧を下げる
全身の静脈を拡張させる
心筋への酸素の供給量が増加される
β遮断薬
服用
心拍《しんぱく》数を減らす
血圧を下げる
心筋の酸素の消費量を減らす
自律神経の交感神経を抑制する
カルシウム拮抗薬
服用
冠動脈
血流が改善
心筋への酸素の供給量が増加される
冠動脈のけいれんなどによる閉塞を解消する
抗狭心症薬は、おもに心筋への酸素の需要を減少させるものと酸素の供給を増加させる、2タイプがあります

心臓の負担を軽減して血圧を下げる効果も。長期的な服用で症状が改善し、狭心症を予防することも認められています。

「カルシウム拮抗薬」は冠動脈の緊張《きんちょう》をやわらげ、血流を改善することで酸素の供給を増やすという作用があります。とくに血管攣縮《れんしゅく》性の狭心症には予防・効果を発揮します。

血栓ができるのを防ぐ「抗血小板薬」

心筋梗塞や狭心症は多くの場合、冠動脈の内腔《ないくう》に血栓などができ、血流が減少したりまたは遮断されることで発症します。この血栓を生じにくくする薬が「抗血小板薬」です。

抗血小板薬は、血液の成分である血小板のはたらきを抑制することで、血液がかたまるのを防いで血栓を予防します。一般《いっぱん》的《てき》に処方される抗血小板薬としては解熱鎮痛剤《ちんつうざい》でおなじみのアスピリンがあり、その有効性はさまざまな臨床試験によって実証されています。さらにチクロピジンやクロピドクレル、シロシタゾールなどの抗血小板薬もよく使われます。

これら抗血小板薬は、ともに薬の性質上、出血が起きやすく止血しにくいという副作用があることも理解しておきましょう。またアスピリンは気管支ぜんそくや胃《い》潰瘍《かいよう》、ほかの抗血小板薬は肝《かん》障害や白血球などが減少する副作用もあります。

脂質異常症を治療する薬「スタチン」

ご存じのとおり、心筋梗塞や狭心症など虚血《きょけつ》性心疾患のおもな原因のひとつが、動脈硬化です。動脈硬化は血管内皮の下にコレステロールなどの脂質がたまることで発症するわけですが、善玉コレステロール（HDL-C）が低かったり、悪玉コレステロール（LDL-C）や中性脂肪が高い状態を「脂質異常症」といいます。

悪玉コレステロールを減らす薬が「スタチン」。肝臓にはたらきかけてコレステロール生合成を抑えるほか、血管内のプラーク（粥腫《じゅくしゅ》）を安定させる作用もあります。その他にスタチンには多くの「多面的効果」が見つかっており、多数の患者さんに使われています。一方で、細胞内の代謝に不可欠のコエンザイムQ10が、コレステロールの生成経路と同じため、スタチンで減ってしまうこともわかっています。

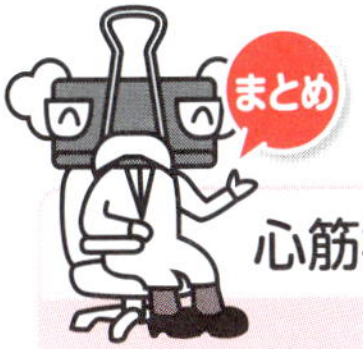

心筋梗塞・狭心症の再発を予防するために

- 心筋梗塞・狭心症による発作の再発を防ぐには、運動・禁煙・アスピリンが重要
- 発作をおさめたり再発防止に効果的な「抗狭心症薬」や血栓ができるのを防ぐ「抗血小板薬」などが用いられる
- 動脈硬化の危険因子をコントロールするために、脂質異常症治療薬を用いることもある

5 心筋梗塞・狭心症の非薬物療《りょう》法《ほう》

薬物療法と同様、虚血性心疾患《きょけつせいしんしっかん》の非薬物療法にもさまざまな種類があります。もっとも代表的なものは血管内の狭窄《きょうさく》を押し広げる「カテーテル治療」です。

細い管を通して冠動脈《かんどうみゃく》の狭窄を改善——「カテーテル治療」

心筋梗塞《しんきんこうそく》や狭心症《きょうしんしょう》を治療する方法としては、薬物療法のほかに「カテーテル治療」が有効。狭窄した冠動脈内を押し広げて血流を回復させる治療法です。なかでも一般的《いっぱんてき》に行われているのが、血管内に細い管を通して狭窄した部分で風船（バルーン）をふくらます「POBA」（冠動脈バルーン治療形成術）。POBAは成功率が非常に高い治療法ですが、治療後に狭窄が再発する率が高く、その場合は治療を繰《く》り返す必要があります。

44

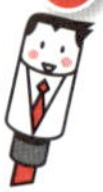

もうひとつ、ステントと呼ばれる金属製の網状筒で狭窄した冠動脈内を押し広げて留置させる「ステント留置療法」も代表的な治療法。狭窄していた部分を筒《つつ》でガードするため、再発率が低いというメリットがあります。

これらのほかにも、カテーテルで狭窄に血栓溶解《けっせんようかい》薬を流し込む「PTCR（経皮《けいひ》経冠動脈《けいかんどうみゃく》血栓溶解療法）」、狭窄部を削りとる

図44 リンク　POBA（バルーン療法）と「ステント留置療法」

POBA（バルーン）療法とは

1

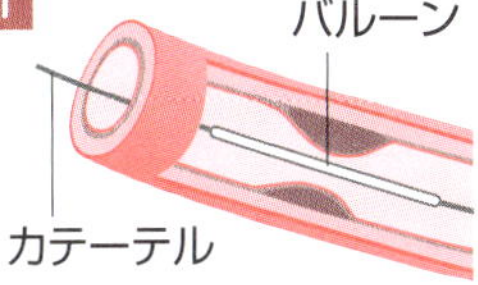

カテーテルでバルーンを狭窄部に送り込む

2

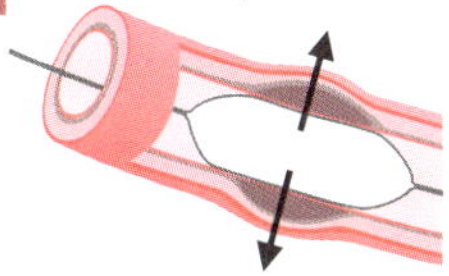

バルーンを広げて、冠動脈を押し広げる

3

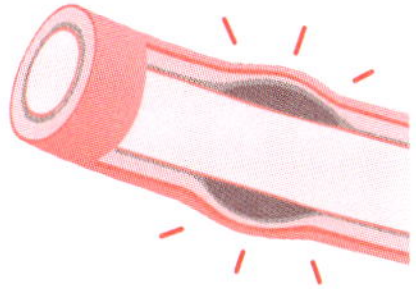

十分に狭窄部が広がったら、バルーンをすぼめて引き抜《ぬ》く

ステント留置療法とは

1

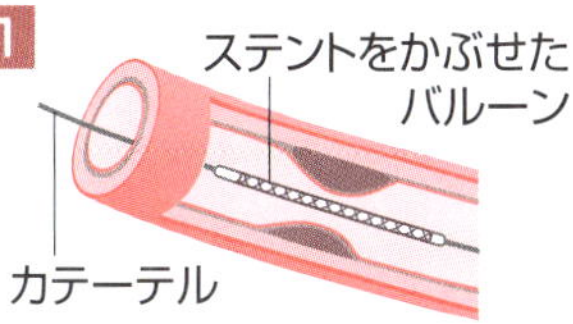

カテーテルでステントをかぶせたバルーンを狭窄部に送り込む

2

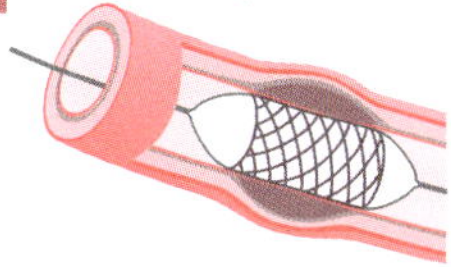

バルーンを広げ、ステントと冠動脈を押し広げる

3

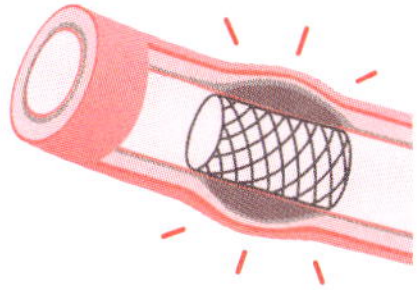

バルーンをすぼめて引き抜く。ステントは血管の内壁《ないへき》に固定される

POBAは、狭窄再発の可能性もあり、一方、
ステント留置療法は狭窄の再発率は低いです

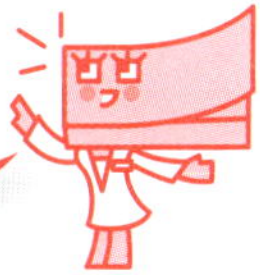

「アテレクトミー（DCA）」（146頁）、固い狭窄部を粉砕する「ロタブレータ」（146頁）など、虚血性心疾患のカテーテル治療にはいくつもの種類があります。

血流のう回路をつくる外科療法「バイパス手術」

薬物療法やカテーテル治療では対処できない症状の場合、必要となってくるのが「外科療法」。近年では医療機器や技術の進歩により、心臓手術のリスクはカテーテル治療と同じ程度まで低くなり、安全性や成功率は飛躍的《ひやくてき》に向上しています。

薬物療法やカテーテル治療と同様に、心臓における外科療法にもさまざまな手術法がありますが、代表的なものは「冠動脈バイパス手術」。本来ある冠動脈とは別にう回路（バイパス）をつくり、血流を回復させるという方法です。

冠動脈バイパス手術は狭窄が左冠動脈の根元にある場合（左冠動脈生幹部病変）、狭窄した部分が広範囲に及《およ》んでいる場合や、複数の場所で発症している場合、ほかの治療を行ったあとに再発を繰り返す場合など、カテーテル療法が使えない重症度の疾患に検討されます。

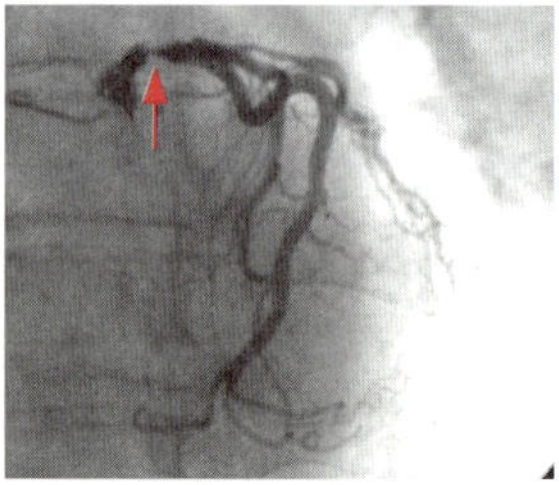

突然死の可能性が高く、緊急手術が必要な狭心症。冠動脈造影で左冠動脈の根本（主幹部）に狭窄が見られた。

手術方法としては、左右の内胸動脈や胃大網動脈（右胃動脈）を剥《は》がして狭窄の先につないだり、からだの機能に差し支えな

図45 リンク 冠動脈バイパス手術の方法

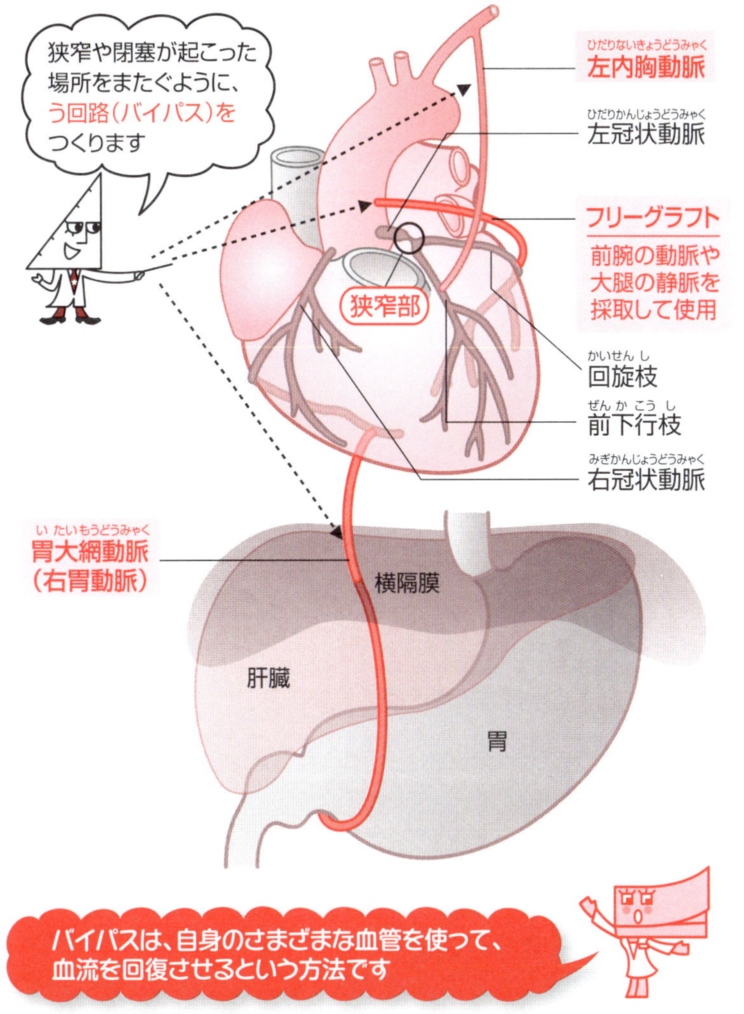
狭窄や閉塞が起こった場所をまたぐように、う回路（バイパス）をつくります
左内胸動脈《ひだりないきょうどうみゃく》
左冠状動脈《ひだりかんじょうどうみゃく》
フリーグラフト
前腕の動脈や大腿の静脈を採取して使用
狭窄部
回旋枝《かいせんし》
前下行枝《ぜんかこうし》
右冠状動脈《みぎかんじょうどうみゃく》
胃大網動脈《いたいもうどうみゃく》（右胃動脈）
横隔膜
肝臓
胃
バイパスは、自身のさまざまな血管を使って、血流を回復させるという方法です

い程度の血管を大腿《だいたい》や前腕《ぜんわん》などから切り離《はな》し、狭窄部分をまたぐようにバイパス用血管（グラフト）と冠動脈とをつなぎ合わせます。術後の回復は比較的早く、順調であれば１か月程度で日常生活に戻ることができます。

身体的負担の少ない「オフポンプ・バイパス手術」と「ハイブリッド治療」

人工心肺装置を用いて心臓を一時停止させてから行う冠動脈バイパス手術では、合併症併発《がっぺいしょうへいはつ》の可能性や身体的負担があることは否《いな》めません。

そこで開発された「オフポンプ・バイパス手術」は、人工心肺装置を使わず身体的負担の少ない手術法。心臓を動かしたままバイパス手術を行うため、医師には非常に高い医療技術が要求されますが、従来の人工心肺を使った手術よりも患者への負担が少なく、術後の回復も早いことがメリット。現在わが国では、バイパス手術のおよそ２／３でオフポンプ・バイパス手術が行われています。

また近年には、バイパス手術とカテーテル治療を組み合わせた「ハイブリッド治療」も選択可能となりました。カテーテル治療と手術とを組み合わせた「いいとこどり」の方法で、設備の整った専用の手術室が必要。ハイブリッド治療の１例をあげると、左胸の小さな切開で生命維持《いじ》にもっとも重要な冠動脈である左前下行枝にはバイパス手術を行い、残りの右冠動脈や左回旋枝の病変に対しては、薬剤《やくざい》溶出ステントを用いたカテーテル治療を行うという組み合わせによって治療します。これによって胸を大きく切開して行う本格的手術と同等の結果になるわけです。このような手術法も患者さんの負担軽減と治療効率の向上に大きな貢献《こうけん》をしています。

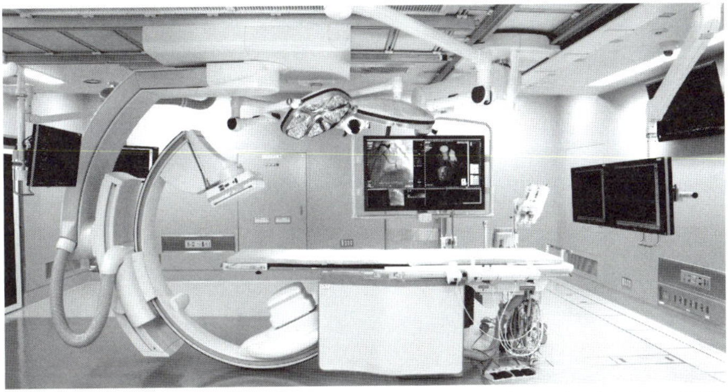

ハイブリッド治療を行う手術室

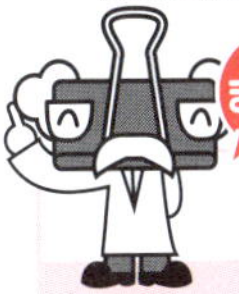

まとめ

虚血性心疾患に用いられる非薬物療法

■細い管を挿入《そうにゅう》して血管の狭窄を改善する「カテーテル治療」には、ステント留置療法などさまざまな手法がある

■薬物療法やカテーテル治療では対処できない場合、う回路をつくる「冠動脈バイパス手術」が検討される

■人工心肺装置を使わない「オフポンプ・バイパス手術」など、手術の方法はさまざま

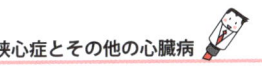

ステント留置療法について

榊原記念病院
副院長 **伊東 春樹**先生

虚血性心疾患にはカテーテル療法が主流

虚血性心疾患の治療法は、心筋への血流を確保することにあります。約 30 年ほど前からよく行われるようになったのが PCI（経皮的冠動脈形成術）。カテーテルを使って冠動脈の狭窄部分を広げることから「カテーテル治療」とも呼ばれています。PCI の代表的なものには、「バルーン療法」と「ステント留置療法」の 2 つの治療法があります。他にロタブレータと呼ばれる、ダイアモンドチップの付いたマッチ棒の頭のようなものを、毎分 100,000 回転で回して、血管についた堅《かた》いカルシウムなどを粉砕《ふんさい》して広げたり、特殊《とくしゅ》な刃《は》でプラークを削《けず》り取るアテレクトミー（DCA）と呼ばれる方法もあり、血管が狭窄している部分の状態によって適切なものが選ばれます。

基本となるバルーン療法（POBA）は、心臓病の専門医のあいだでは昔から行われている治療法。腕《うで》や足の付け根の血管から、先《せん》端《たん》に小さなバルーン（風船）がついた細いカテーテルを挿入し、冠動脈の狭窄部分に達したところでバルーンをふくらませ、動脈硬化《こうか》や血栓などの血管の詰《つ》まりを内側から押し広げるというものです。

バルーンで内膜に亀裂をつくって広げますが、プラークを取り去ったわけではないので、また元に戻ってしまうことも多く、再狭窄が起こるケースは約40%です。この方法しかなかった時代には再狭窄のため、何回もカテーテル治療を受けなければならない患者さんも多かったのです。

再治療の必要性を減らしたステント留置療法

ステント留置療法は、ステント（網状の金属製チューブ）をかぶせたバルーンカテーテルを冠動脈の狭窄部分に挿入し、バルーンでステントをふくらませて血管の狭窄部分を内側から押し広げ、ステントを残したままバルーンをしぼませて抜き去るという治療法です。ステントによって押し広げられた血管はそのまま維持されるため、内腔《ないくう》が確保され、再狭窄率も20%と通常のバルーン療法に比べて約半分に減りました。現在ではステント留置療法がPCIの主流となりました。

さらに再治療の必要性を軽減するために開発されたのが「薬剤溶出性ステント」。これはステントの表面に抗《こう》がん薬や免疫抑制《めんえきよくせい》薬などの薬剤をコーティングし、冠動脈内の血栓や内膜増殖を防ぐという治療法です。薬剤溶出性ステントを植え込んだ場合の再狭窄率は約5%であり、従来のステント留置療法と比べればかなり改善されたといえます。

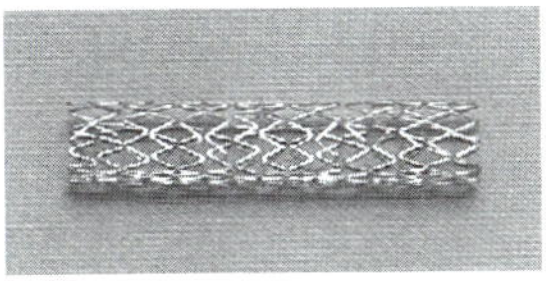
ステント

薬剤溶出性ステント治療後の注意点

薬剤溶出性ステントの治療後は、普通のステントと違って細胞《さいぼう》増殖が抑《おさ》えられるため、異物であるステントが内皮で覆《おお》われず何年もむき出しになっています。したがってそこにできる血栓を予防するため、抗血小板薬（血栓ができるのを防ぐ薬）が処方され、服用は長期にわたります。飲みはじめて２か月以内で、ごくまれに肝《かん》障害や顆《か》粒《りゅう》球《きゅう》減少症など重い副作用が出ることがあり、２週間ごとに定期的な血液検査を行います。また、免疫抑制薬や抗がん薬は、留置した冠動脈の下流ばかりでなく全身の血管内皮機能を低下させる事もわかってきました。そこで薬剤をステントやバルーンの片側だけに塗《ぬ》っておいて血管に押しつけ、薬剤への曝《ばく》露《ろ》が少なくなる方法も試みられています。

ステントを留置したあとに日常生活で心がけなければならないのは、第一に抗血小板薬を切らさないこと、２週間程度は運動を避《さ》け、その後も激しい運動ではなく、運動処方に従ったちょうど良い運動を行うこと、脱水《だっすい》状態を避けるために水分補給は十分行うこと（心不全があれば飲水制限の範囲で）、喫煙《きつえん》や多量の飲酒を避けることなどが重要です。

慢性虚血性心疾患に対するカテーテル治療は、「胸痛」をとるにはきわめて有効な治療法ですが、残念ながら生命予後は改善しないこともわかっています。従って、安定狭心症では薬物療法や運動療法、禁煙などの冠危険因子の是《ぜ》正《せい》が最も重要です。

一方で、急性心筋梗塞の発症期や不安定狭心症（急性冠症候群と呼ばれ、今まさに血栓ができて詰まりかけている状態）では、なるべく早くカテーテル治療を行うことが重要です。発症してからカテーテル治療までの時間が短ければ短いほど、予後は良くなります。

労作狭心症に対するステント治療例

半年前から、朝の通勤時に胸痛が出ていた患者さん。このような例では、不安定狭心症ではないことを確認して、まず運動負荷試験を行います。運動負荷心電図では胸痛と同時に心電図の ST 部分が低下し、心筋虚血が疑われました(図 A)。そこで冠動脈造影を行ったところ、やはり狭窄部が見つかり（写真 B)、ステントを留置し（写真 C)、カテーテル治療による血行再建は成功（写真 D)。その後、胸痛発作はなくなりました。

【図A】

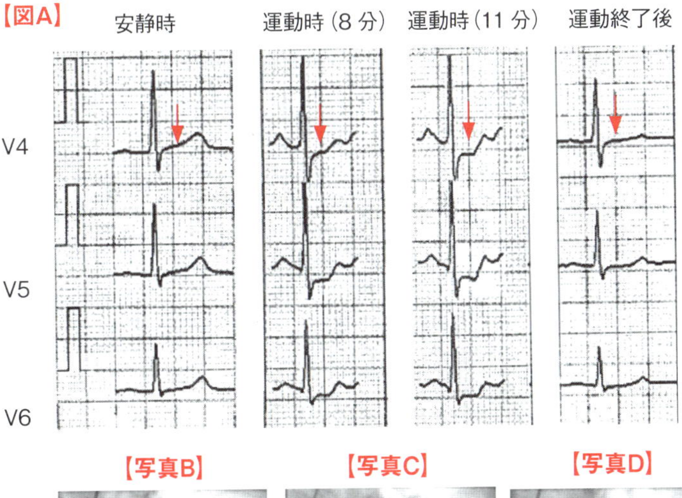

【写真B】

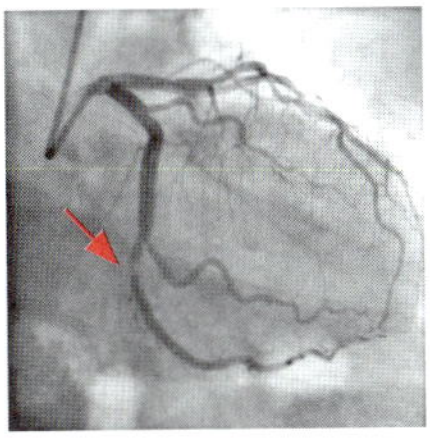

【写真C】

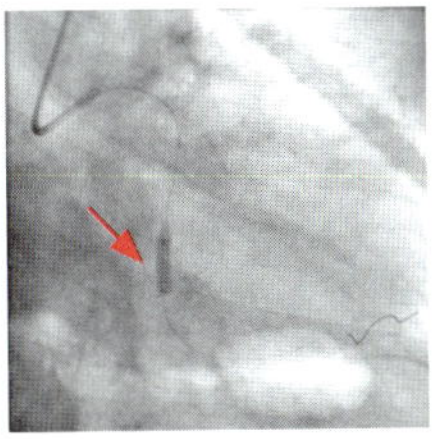

【写真D】

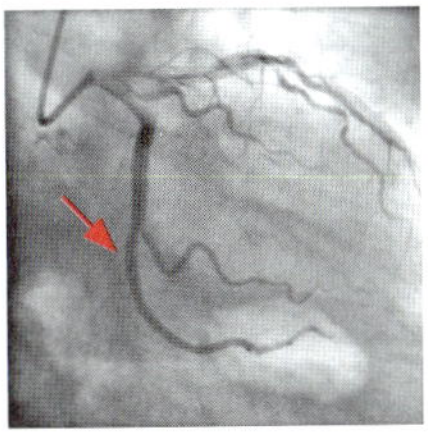

その他

6 その他の心臓病と治療

心臓病には、心筋梗塞《しんきんこうそく》や狭心症《きょうしんしょう》以外にもさまざまな疾患《しっかん》があります。その原因は心筋や弁の異常、高血圧や糖尿病《とうにょうびょう》といった生活習慣病、細菌《さいきん》やウイルス感染など多岐《たき》にわたります。

血液の逆流を防ぐ弁の異常「心臓弁膜《べんまく》症」

46

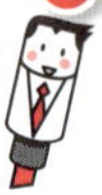

心臓には、血液の逆流を防ぐための４つの弁「僧帽弁《そうぼうべん》」「大動脈弁」「三尖弁《さんせんべん》」「肺動脈弁」があります。そのいずれかが機能低下を起こし、弁の狭窄《きょうさく》や血液の逆流が起きてしまう疾患を「心臓弁膜症」といいます。

おもな病態としては、弁の狭窄で弁が十分に閉鎖しなくなる「狭窄症」、弁が完全に閉じず血液が逆流してしまう「閉鎖《へいさ》不全症」があります。

多くの場合、問題となる弁の異常は僧帽弁と大動脈弁で起きています。「僧帽弁狭窄症」になると左心房《さしんぼう》から左心室への血流が減少して左心房内に血流がうっ滞《たい》、血栓《けっせん》ができるおそれがあります。この血栓がはがれて血流に乗り、脳の動脈や冠《かん》動脈に詰《つ》まると、脳梗塞症や心筋梗塞を発症するのです。

同様に「僧帽弁閉鎖不全症」をわずらった場合でも、心不全

図46 リンク　弁が正常に機能しなくなる心臓弁膜症

肺動脈弁

肺動脈弁狭窄症

肺へ送る血液が減少し、右心室の圧力が上がるため、循環《じゅんかん》が悪くなり、むくみなどの症状がでる

僧帽弁《そうぼうべん》

僧帽弁狭窄症

左心室に入る血液が減少。悪化すると、全身の血液が不足する

僧帽弁閉鎖不全症

左心房に血液が逆流し、肺の血圧が上がって肺水腫、胸水がたまる

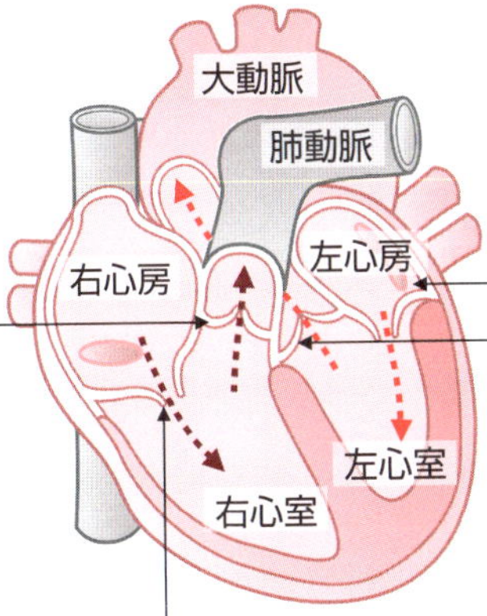

大動脈弁

大動脈弁狭窄症

弁が狭《せま》くなるため、血液を全身に送り出す強い力が必要になり、左心室に負担がかかる。全身への血流が減って狭心症や失神が起こる

大動脈弁閉鎖不全症

弁がしっかり閉じないため、左心室に血液が逆流を起こす。左心室が拡大して心不全を起こす

三尖弁《さんせんべん》

三尖弁閉鎖不全症

右心室が収縮したとき、血液が右心房に逆流する。静脈圧が上がり、むくみなどの症状がでる

肺循環を担う右心房、右心室は圧力があまり高くないため、肺動脈弁、三尖弁には異常が起こりにくいのです

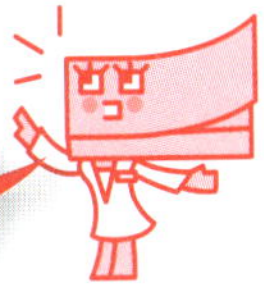

におちいることも少なくありません。

「大動脈弁狭窄症」や「大動脈弁閉鎖不全症」になると息切れや胸痛があらわれますが、症状に気づいたときはかなり病態が悪化していることも。突然死するおそれもあるので注意が必要です。

これら心臓弁膜症を完治させるには薬物療法《りょうほう》ではできないので、多くの場合、人工弁を取りつける外科療法を検討します。重症の場合は「人工弁置換《ちかん》手術」を実施《じっし》することもあり、自覚症状があるときは手遅《ておく》れにならないよう、手術の時期を逃《のが》さないようにしましょう。

▶ 人工弁

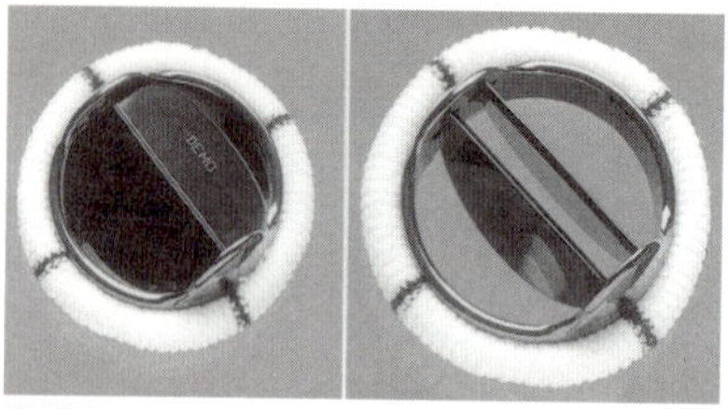

機械弁
抗凝固《こうぎょうこ》療法が必須《ひっす》（ワルファリン）

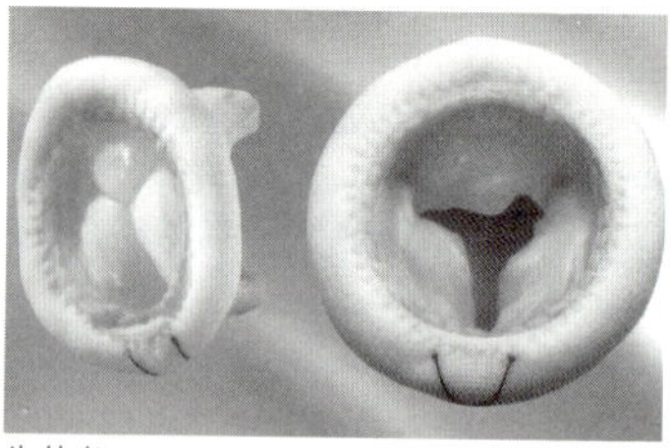

生体弁
寿命《じゅみょう》は 15 年前後

高血圧が引き起こす「高血圧性心臓病」

血管内を流れる血液の圧力（血圧）が常に高い状態のことを「高血圧」といいます。最高血圧・最低血圧ともに高い場合と、どちらか一方が高い場合のいずれも高血圧と診断され、その状態を放置しておくと心臓に負担がかかり「高血圧性心疾患」に移行します。高血圧だけでは自覚症状がほとんどないため、気づいたら病状が悪化していたという例は少なくありません。

高血圧性心疾患によくみられるのが、左室肥大です。血液を大動脈に送り出している左心室の心筋に強い圧力がかかり、その影響《えいきょう》で心筋は徐々《じょじょ》に肥大。厚く硬《かた》くなった左心室の心筋は、心房からの血液を受け取りにくくなり、心臓のポンプとしての機能が低下してしまうという疾患です。この状態がさらに悪化すると心不全や、さまざまな合併症《がっぺいしょう》をともなう危険性もあります。

高血圧がある場合は、自覚症状がなくても常に注意をはらい、血圧をコントロールするように努めなければなりません。

心筋に原因不明の異変が起きる「特発性心筋症」

心筋細胞《さいぼう》に異常が起こり、心臓の機能低下を引き起こす「心《しん》筋症《きんしょう》」。特定の心臓病などが原因となるものを「特定心筋症」、原因がわからないものを「特発性心筋症」といいます。また、「拡張型」と「肥大型」さらに拘束性心筋症などがあります。

肥大型心筋症では、心筋の一部または全体が肥大化して心室の内腔《ないくう》が狭《せば》まり、拡張しづらくなることで機能不全が起こります。肥大が進んで左心室内部に狭《せま》いところができたり、大動脈の出口が塞《ふさ》がれると、さらに深刻な事態「閉塞性《へいそくせい》肥大型心筋症」を引き起こします。

拡張型心筋症では、心筋が伸《の》びて広がることによって収縮力が弱まり、機能不全が起こります。

いずれも動悸《どうき》や息切れなどの症状があらわれ、重症化すれば突然死の可能性もあるこわい病気です。基本的にはβ遮断《しゃだん》薬などの薬物治療を行いますが、重症な不整脈がみられる場合はペースメーカなどの非薬物治療や外科手術で対処します。特発性心筋症は、厚生労働省の特定疾患に指定されているため、公費で治療を受けることが可能です。

図47 リンク　肥大型心筋症

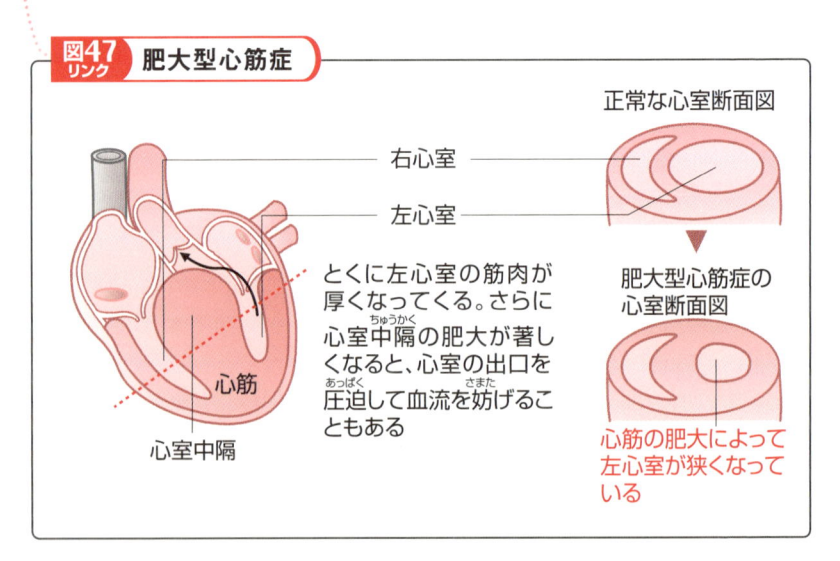

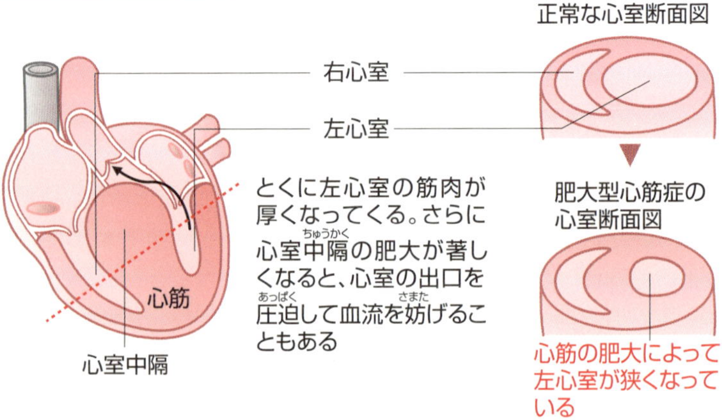

正常な心室断面図
右心室
左心室
とくに左心室の筋肉が厚くなってくる。さらに心室中隔《ちゅうかく》の肥大が著しくなると、心室の出口を圧迫《あっぱく》して血流を妨《さまた》げることもある
心筋
心室中隔
肥大型心筋症の心室断面図
心筋の肥大によって左心室が狭くなっている

細菌などの感染が原因「心外膜炎《えん》・心内膜炎」

48

　さまざまな心臓疾患があるなかで、細菌やウイルスの感染により発症するものが「心膜炎」。心外膜炎とは、心臓の外側を覆《おお》う二重になった心外膜が炎症を起こし、2枚の膜がすれ合うことで胸痛が起こります。

　発症してすぐは悪寒、発熱、せきなど、通常の風邪《かぜ》とほぼ同様の症状のことが多く、心不全を起こしてから診断《しんだん》されることもあります。

　炎症が慢性《まんせい》化すると心外膜のあいだに*滲出《しんしゅつ》液がたまり、心

図48 リンク　心外膜炎と心内膜炎

心外膜炎

心臓の外側を覆う二重の心膜が細菌やウイルスの感染、膠原《こうげん》病やガンの転移で炎症を起こす

心内膜炎

心臓のいちばん内側の心膜が細菌やウイルスの感染で炎症を起こす

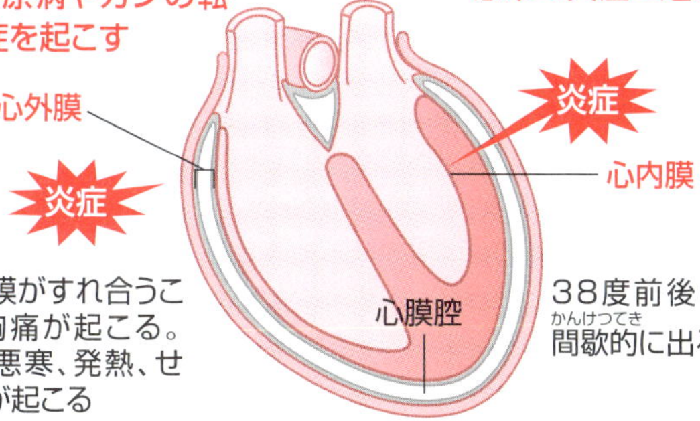

二重の膜がすれ合うことで、胸痛が起こる。初期は悪寒、発熱、せきなどが起こる

38度前後の発熱が間歇的《かんけつてき》に出る

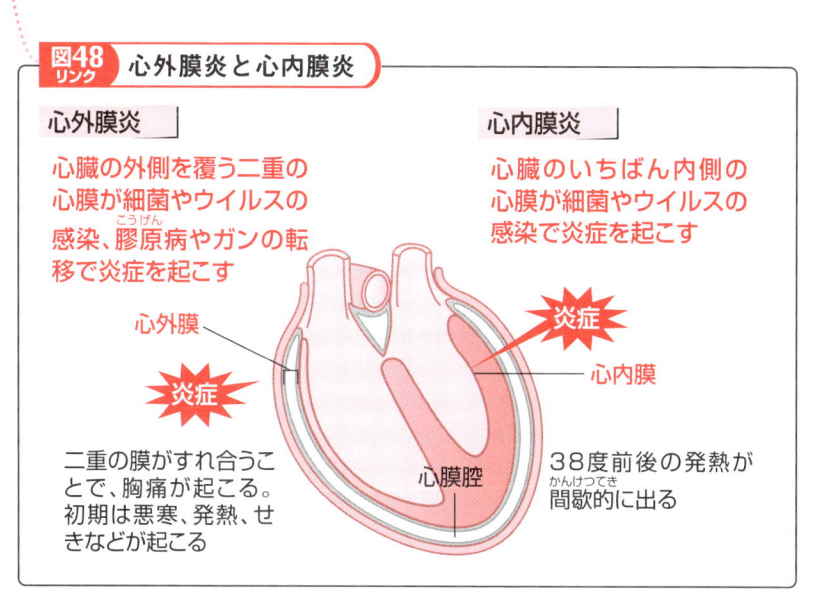

臓が外から圧迫されて拡張しづらくなる「心タンポナーデ」という状態になります。治療法としては、滲出液を取り除けば心タンポナーデは改善しますが、ときには硬くなった心膜をはがすという手術が必要な場合もあります。

同じく心膜の疾患に「心内膜炎」があります。心内膜とは、心臓のいちばん内側にある膜のことで、この膜や弁が炎症を起こし、特定の症状はなしに38度前後の発熱が間歇《かんけつ》的に続いたり、長引くと37度位の微熱が数週間も続くことがあります。歯科治療での抜歯《ばっし》や婦人科での処置などの際に、細菌が血液中に混入するなどして発症します。

心臓にある4つの弁は心内膜でできていることから、心内膜炎になると弁にも障害が起こりやすく、弁が破壊《はかい》されて、急性の心不全を引き起こす場合もあります。

さらに心臓内にできた血栓と細菌のかたまりが、全身に流れて、足のうらに赤い斑点ができたり、脳梗塞を起こすこともあります。

細菌性心内膜炎は入院し、抗生《こうせい》物質で治療することが原則ですが、長期に渡ることもめずらしくなく、弁の破壊が起これば緊急手術となることもあります。

今後ますます増える「慢性心不全」

「心不全」は病名ではなく、〝心臓突然死〟と同様、すべての心疾患の終末状態のひとつです。

急性心筋梗塞や急性心筋炎などで急激に心臓の機能が低下したときは「急性心不全」と呼ばれます。

一方、心機能の低下が長引き、その結果、運動能力の低下やうっ血症状が起こるのが「慢性心不全」。左心室から全身に十分な血液が送れなくなり、息切れや動悸などの症状が現れます。また、疲《つか》れやすさで動けなくなったり、脈が速くなる、筋力低下や痩《や》せ、夜間排尿《はいにょう》増加などが起こります。

図49 心不全の症状

体重が急に増えたり、
むくんだりする

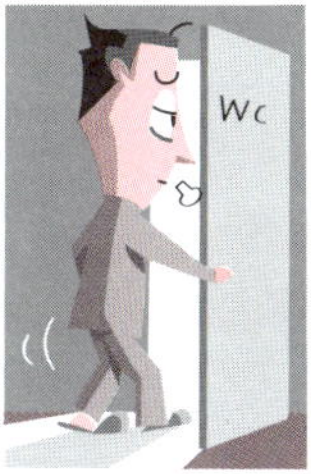
Wc
夜間尿

日中は血液が少ないため、腎臓は尿をあまりつくらない。活動量の減る夜間は、腎臓への血液が増えるため夜間に尿意が起こる

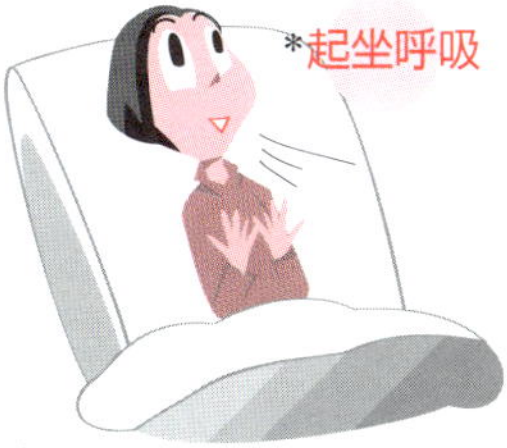
*起坐呼吸

肺水腫が起こると、横になったとき肺への血液がさらに増えて、息苦しくなる。上半身を起こすと、肺への血液が減って楽になる

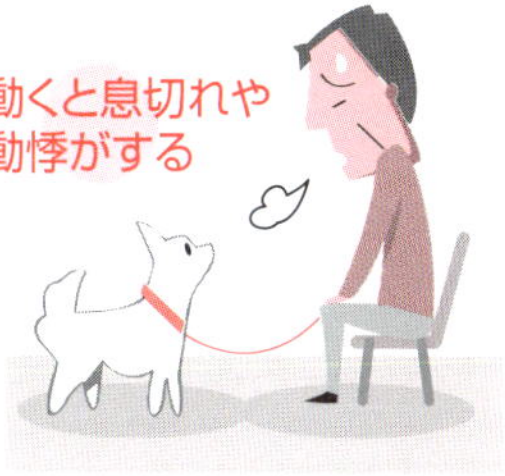
動くと息切れや
動悸がする

また、左心室の手前に血液がうっ滞するため、肺うっ血や肺水《すい》腫《しゅ》（呼吸困難・*起《き》坐《ざ》呼吸）、さらに全身の静脈がうっ滞し、足のむくみや腸管のうっ血による便秘などが起こります。急性の心臓病は治療の進歩で救命できるようになった結果、逆に慢性心不全は増え続けています。慢性心不全の予後は悪く、5年生存率は50％以下といわれています。慢性心不全と診断されたら、原因となるの心臓病の治療や心不全の治療とともに、ある程度安定したら心臓リハビリテーション（177頁）で適度な運動、からだの筋肉つけ、アンバランスになった自律神経のバランス、血管内皮の機能を回復、運動能力を取り戻しましょう。長生きできるかどうかは、心機能より運動能力によって決まります。

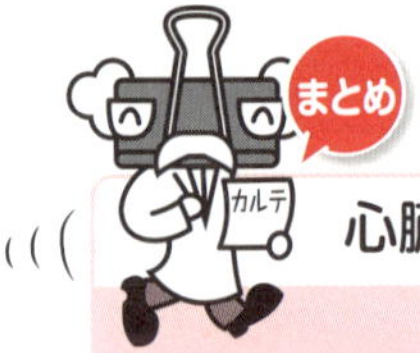

心臓病の種類・原因・病状はさまざま

- ■心臓病には、弁が異常な「心臓弁膜症」、高血圧が招く「高血圧性心臓病」心筋の細胞に異常が起こる「心筋症」などさまざまある
- ■心臓病の種類、病状などを考慮《こうりょ》し、治療が行われる
- ■あらゆる心臓病で、心臓の機能が低下して、自律神経やホルモン、各臓器の機能異常を伴う病態を「慢性心不全」という
- ■慢性心不全の予後を決めるのは心機能ではなく運動能力である

大動脈瘤《りゅう》とは

榊原記念病院
副院長 **伊東 春樹**先生

こぶのできかたで３種類に分かれる大動脈瘤

動脈の内膜下にコレステロールなどがこびりついて血管の壁《かべ》が厚くなり、硬く弾力性がなくなる状態を大動脈瘤といいます。この状態になると血液の流れがとどこおったり、あるいは遮断《しゃだん》されたりして、狭心症や心筋梗塞に代表される虚血《きょけつ》性心疾患を引き起こします。

大動脈瘤も、虚血性心疾患と同じように動脈硬化によって発症する大動脈の病気ですが、異なる点は、大動脈の壁がもろくなり、血圧に負けてこぶのようにふくらんでしまうということ。さらにその状態が進行すれば、動脈が裂《さ》けたり（解離性《かいりせい》大動脈瘤）、風船のように破裂《はれつ》する危険性もあります。そうなれば大量に出血して血圧が低下、猛烈《もうれつ》な痛みでショック状態となり、死に至るケースも少なくありません。

大動脈瘤は、おもには胸部と腹部の大動脈にでき、その原因は動脈硬化を促進《そくしん》させる高血圧症が関係しています。

また、動脈の壁は内側から内膜・中膜・外膜の３層構成になっていますが、大動脈瘤はこぶのできかたによって「真性」「仮性」

の２タイプに分類することができます。

「真性大動脈瘤」は、血管壁の３層すべてがふくれ上がった状態であり、動脈硬化が原因で発症する割合が高いもの。「仮性大動脈瘤」は、血管壁の一部が裂けて血液が漏《も》れ出しこぶができるもの。多くは高血圧や外傷を原因とします。さらに、「大動脈解離」（解離性大動脈瘤）は、弱くなった血管壁が裂けて血液が流れ込み、血管壁が分離（解離）されるもの。真性大動脈瘤と同じく、動脈硬化を原因とするケースが多く、致死《ちし》率はきわめて高いといわれます。

症状が出てからでは遅《おそ》い！　早期発見が治療のカギ

大動脈瘤は、こぶ状になった部分の径（サイズ）で進行度をはかります。真性大動脈瘤および仮性大動脈瘤は、こぶが小さいうちは自覚症状がないため、健康診断時やほかの病気のレントゲン検査等でたまたま発見される場合が多いのです。

こぶが小さいうちはとくに症状はありませんが、こぶの径が拡大してくると、周囲の臓器を圧迫することでさまざまな症状があらわれてきます。たとえば気管を圧迫することで呼吸困難になったり、声帯につながる神経を圧迫すると嗄声《させい》（かすれ声）が起こります。

一方で大動脈解離は、こぶの所の血管が裂けることも多いのですが、多くは、裂けてから気づくことが多いのです。また、血管壁の解離した場所によっては重大な疾患を誘発《ゆうはつ》することも。冠動脈に解離がかかれば心筋梗塞を、腎動脈にかかれば腎不全、頸部《けいぶ》の動脈で解離が起これば脳梗塞を引き起こすおそれがあります。

このように大動脈瘤および大動脈解離は、いずれも自覚症状があらわれてからではすでに手遅れのことが多いため、どれだけ早期に発見できるかが治療のカギとなります。無症状のことが多い病気のため、まずは積極的に定期検診などを受けて早期発見・早期治療に努めましょう。

症状の重さによって選択するさまざまな治療法

大動脈瘤は、いったんできると元に戻ることはありません。血管の中の圧力が高いほどこぶは大きくなりますので、とにかく薬で血圧を下げることが重要です。こぶは大きくなればなるほど進行速度が速くなりますので、できた場所や形、進行速度によっても違《ちが》いますが、大よそ 35 ～ 40mm を超《こ》えたら半年ごとにエコーまたは MRI や CT で追跡《ついせき》し、45 ～ 60mm でカテーテル治療や手術を考えなければなりません。

カテーテル治療にはステントグラフト（人工血管にステントといわれる金網を取り付けた人工血管）を使います。これを圧縮して細いカテーテルの中に収納し、脚《あし》の付け根から動脈瘤のある部位まで運んだところでステントグラフトを置きます。この方法だと、胸部や腹部を切開する必要がないので、高齢者やほかの病気がある人に向いています。ただし、動脈瘤の場所や形、大きさなどでできないこともあり、その場合は手術

▶ステントクラフトによる大動脈瘤治療

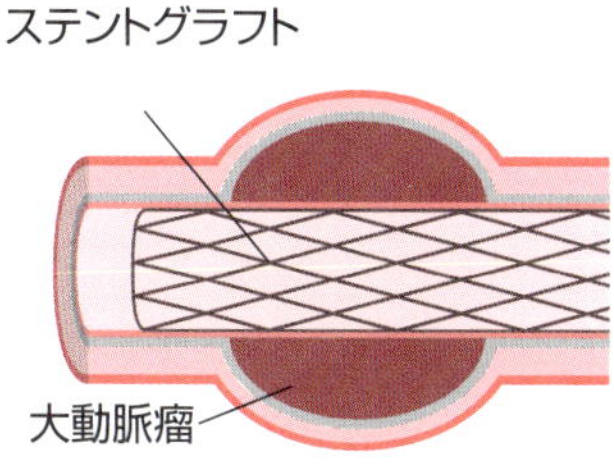

大動脈解離・解離性大動脈瘤の分類（スタンフォード分類）

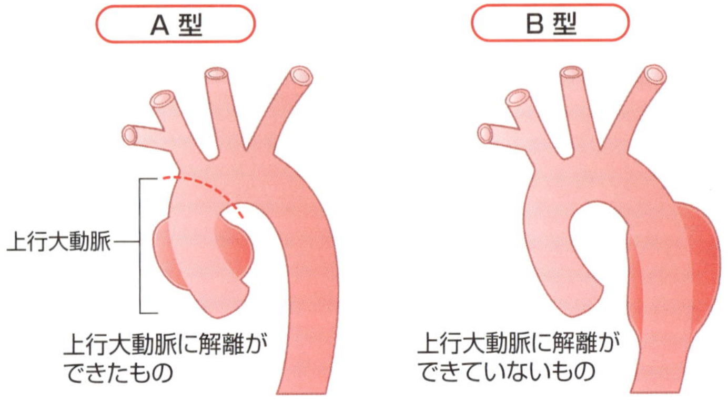

急性のA型大動脈解離では、緊急手術になることもある

による人工血管置換術が行われます。

解離性大動脈瘤の場合、心臓のすぐ近くの上行大動脈に解離が起こった場合には、急性の大動脈弁閉鎖不全症や心タンポナーデ（156頁）を起こす危険が高いため、緊急手術になることもあります。一方で、血管外への出血が無く、胸部から腹部にかけて裂けた場合のように、手術自体のリスクが大きい場合などは、血圧を下げる内科治療が行われる場合もあります。

人工血管置換術

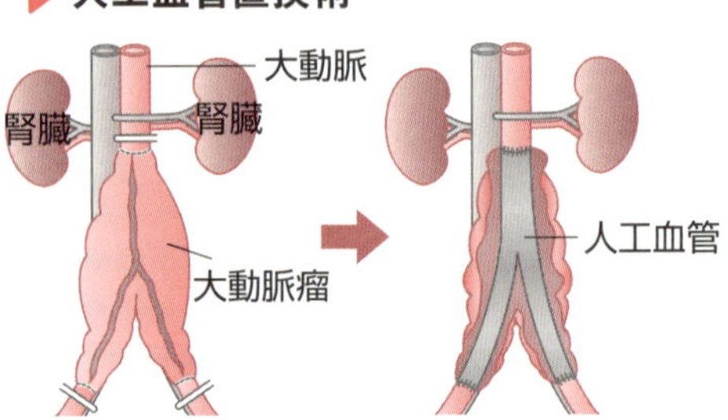

いずれの場合も、安定した段階で心臓リハビリテーション（177頁）をして、原因となっている動脈硬化を悪化させないようにすることが重要です。

第4章

心臓を守る生活&自己管理

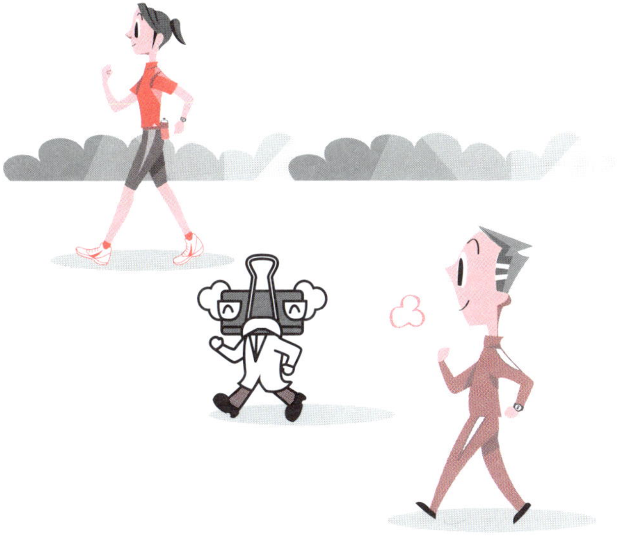

いかに心臓病の治療《ちりょう》が進歩しようとも、患者《かんじゃ》さんの自己管理は不可欠です。本章では心臓をいたわるための食事、運動、メンタルヘルスなどを解説します。再発予防・発作予防ためには欠かせない「心臓リハビリテーション」についても詳《くわ》しく紹《しょう》介《かい》します。

治療《ちりょう》効果に影響する
日常の自己管理

心臓病の治療はずいぶん進歩しましたが、
再発の予防には日常の自己管理が不可欠です。
日々の生活にひそむ危険因子は、ひとつでも減らしましょう。

心臓の負担軽減に重要な 血圧・血糖・血中脂質《ししつ》・体重の管理と生活改善

「死の四重奏」にストップを

偏《かたよ》った食生活や運動不足、喫煙《きつえん》、過度の飲酒、ストレスなど、生活習慣の乱れが原因で起こる病気を「生活習慣病」といい、なかでも高血圧、糖尿《とうにょう》病、脂質異常症《しょう》、肥満は心臓病の危険因子として知られています。

これら４つの生活習慣病は、互いに合併《がっぺい》しやすく、しかも合併することで動脈硬化《こうか》を促進《そくしん》し、心筋梗塞《しんきんこうそく》などの冠動脈疾患《かんどうみゃくしっかん》を引き起こす可能性を加速度的に高めるといわれています。たとえば、高血圧、*高血糖、脂質異常症、肥満は「死の四重奏」とも呼ばれ、これらに高インスリン血症、低 HDL コレステロール血症などを加えて、シンドローム X とか内蔵脂肪症候群など、色々な表現が用いられてきました。心臓病を予防するためにも、死の四重奏にストップをかけることが重要なのです。

心臓・血管の負担を大きくする「高血圧」

血圧とは、血液が流れるときに血管壁《へき》にかかる圧力のことです。心臓が収縮したときにかかる圧力を「収縮期血圧（最
50 大血圧）」、心臓が拡張したときにかかる圧力を「拡張期血圧（最小血圧）」といい、日本高血圧学会のガイドラインでは、診察《しんさつ》室での収縮期血圧が140mmHg以上または拡張期血圧が90mmHg以上を高血圧と定めています。また、家庭で測った場合は収縮期血圧135mmHg以上、拡張期血圧85mmHg以上が高血圧で、理想は120/80mmHg以下です。

血圧が高い状態が長く続くと、血管壁に強い負担がかかります。すると、血管内皮が傷つき、そこにコレステロールが入り

図50 リンク　成人における血圧値の分類

（mmHg）

分類	収縮期血圧		拡張期血圧
至適血圧	＜120	かつ	＜80
正常血圧	＜130	かつ	＜85
正常高値血圧	130～139	または	85～89
Ⅰ度高血圧	140～159	または	90～99
Ⅱ度高血圧	160～179	または	100～109
Ⅲ度高血圧	≧180	または	≧110
（孤立性）収縮期高血圧	≧140	かつ	＜90

（日本高血圧学会 2009年）

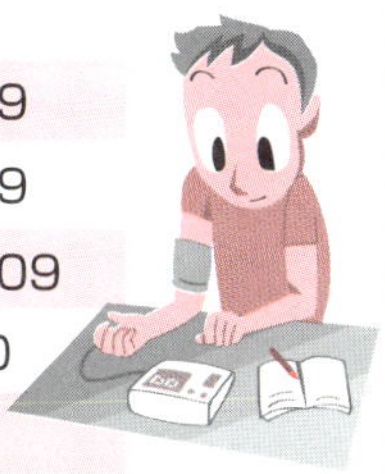

込んで沈着《ちんちゃく》し、動脈硬化が進みます。同時に血圧が上がると、心臓はその血圧以上の高い圧力で血液を送り出さなければなりません。そのため心臓の筋肉は肥大して心肥大となり、さらに症状が進むと心不全につながります。

また、動脈硬化で不整になった血管壁に血栓《けっせん》ができると、血管を詰《つ》まらせて心筋梗塞や脳梗塞を引き起こすことにもなりかねません。

図51 リンク 高血圧が危険な理由

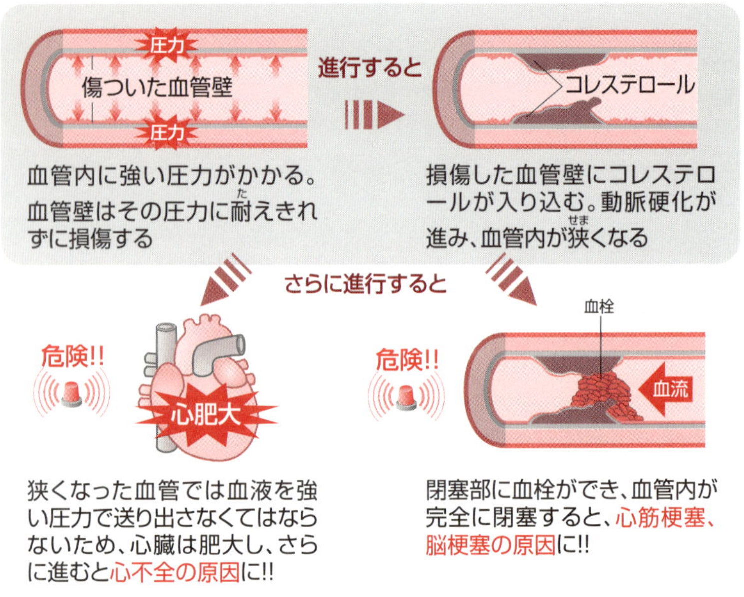
圧力
傷ついた血管壁
圧力
進行すると
コレステロール
血管内に強い圧力がかかる。血管壁はその圧力に耐《た》えきれずに損傷する
損傷した血管壁にコレステロールが入り込む。動脈硬化が進み、血管内が狭《せま》くなる
さらに進行すると
危険!!
心肥大
危険!!
血栓
血流
狭くなった血管では血液を強い圧力で送り出さなくてはならないため、心臓は肥大し、さらに進むと心不全の原因に!!
閉塞部に血栓ができ、血管内が完全に閉塞すると、心筋梗塞、脳梗塞の原因に!!

動脈硬化を加速する「糖尿病」

血液中に含まれる糖分を血糖といい、血糖の量（血糖値）が多くなりすぎた状態を高血糖といいます。糖尿病とは、すい臓から分泌《ぶんぴつ》されるインスリンというホルモンのはたらきが悪くなることによって、高血糖の状態が続き、引き起こされる病気です。

糖尿病というと、「*糖尿病性網膜症《もうまくしょう》」「*糖尿病性腎症《じんしょう》」「*糖尿病性末梢《まっしょう》神経障害」が３大合併症としてよく知られています。これは、高血糖の状態を長年続けていると、末梢の細い血管や神経が傷つけられ、毛細血管がたくさん集まっている目の網膜や腎臓が障害され、さらに神経もやられてしまいます。

そして、糖尿病のさらに怖いところは、細い血管だけでなく、太い動脈にも悪影響《えいきょう》を及《およ》ぼすことです。高血糖の状態は、それだけでも動脈硬化を進めます。また、糖尿病があると高血圧や脂質異常症を合併しやすく、動脈硬化の進行がより加速するのです。以上のようなことからも、糖尿病のある人は、そうでない人に比べて 10 ～ 20 年、動脈硬化が早く進むといわれています。

〝ドロドロ血液〟の元凶「脂質異常症」？

コレステロールが高いからといって、別に「血液がドロドロ」している（粘調《ねんちょう》度《ど》が高い）わけではありません。本当にドロドロしてしまうのは、高血圧によく合併する多《た》血《けつ》症（赤血球が多い状態）です。

といっても、脂質異常症は、動脈硬化の最大の危険因子の一つであることにはかわりありません。脂質異常症とは、コレステロールや中性脂肪《しぼう》など血液中の脂質（血中脂質という）が異常に増えてしまった状態をいい、かつては「高脂血症」と呼ばれていました。

コレステロールには、俗に〝悪玉〟と呼ばれるLDLコレステロールと、〝善玉〟と呼ばれるHDLコレステロールがあり、〝ドロドロ血液〟の元凶となるのはLDLコレステロールです。血中のLDLコレステロールが多くなりすぎると、やがてコレステロールは血管壁に沈着し、動脈硬化を促進します。一方、HDLコレステロールは、逆にLDLコレステロールをとり去る働きをしています。ですから、HDLコレステロールが少なすぎる状態もまた、脂質異常症のひとつとされています。

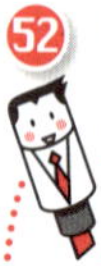

もうひとつ、最近注目されているのはエイコサペンタエン酸(EPA)。これはいわしやさばなどのいわゆる「青魚」に含《ふく》まれ

図52 リンク　脂質異常症の診断基準（日本動脈硬化学会）

*高LDL(悪玉)コレステロール血症
▶▶▶LDLコレステロール　140mg/dℓ以上

*低HDL(善玉)コレステロール血症
▶▶▶HDLコレステロール　40mg/dℓ未満

*高トリグリセライド(中性脂肪)血症
▶▶▶トリグリセライド　150mg/dℓ以上

（空腹時採血）

ている脂肪酸のひとつで、少ないと動脈硬化が進みます。アラキドン酸（AA）との比で、EPA ／ AA が 0.75 以下では虚血《きょけつ》性心疾患が多くなるといわれています。

生活習慣病の総元締《そうもとじめ》「肥満」

肥満とは、皮下や内臓に余分な脂肪が蓄積《ちくせき》した状態をいいます。なかでも*皮下脂肪の多い「皮下脂肪型肥満」は、健康上はあまり問題にはなりません。同じ肥満でも心臓病と関係が深いのは、内臓のまわりに脂肪のついた「内臓脂肪型肥満」です。

内臓脂肪の多い人は、糖尿病や脂質異常症、高血圧をはじめとするあらゆる生活習慣病のリスクが高くなります。なかでも内臓脂肪型肥満に加えて、高血糖、高血圧、脂質異常のいずれか 2 つ以上をあわせもった状態は「メタボリックシンドローム」と呼ばれ、動脈硬化を進行させ、心臓病や脳卒中といった命にかかわる病気を発症する危険性が高まるといわれています。前述の「死の四重奏」や「シンドローム X」などと似ていますが、「代謝」に重点をおいて考え方を整理して作った症候群です。

メタボリックシンドロームによって引き起こされる病気の発症の危険性は、危険因子（肥満、高血糖、高血圧、脂質異常）の数が多いほど高くなります。心臓病に限っては、危険因子のない人の危険度を 1 とすると、危険因子を 1 つもっている人は 5.1 倍、2 つもっている人は 5.8 倍、3 ～ 4 つもっている人では急激に危険度が上がり、何と 35.8 倍にものぼります。

図53 リンク　メタボリックシンドロームの診断

チェック1 肥満

おへその高さの腹囲が男性85cm以上、女性90cm以上

チェック2 血糖

空腹時血糖値110mg/dℓ以上

チェック3 血中脂質

中性脂肪150mg/dℓ以上、
HDLコレステロール40mg/dℓ未満の一方または両方

チェック4 血圧

最大血圧（収縮期血圧）130mmHg以上、
最小血圧（拡張期血圧）85mmHg以上の一方または両方

チェック 1+2〜4 の 2項目《こうもく》以上当てはまると

メタボリックシンドローム

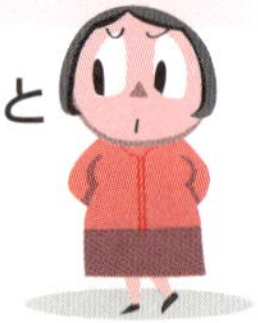

ライフスタイルの改善は薬にも勝《まさ》る

動脈硬化や心臓病を助長する高血圧、糖尿病、脂質異常症、肥満が生活習慣病といわれる所以《ゆえん》は、原因の多くが生活習慣にひそんでいるからです。食生活の改善、適度な運動、禁煙など、

予防・治療のカギは日常の生活改善にあるのです。

高血圧や糖尿病、脂質異常症においては、薬物療法も重要な治療のひとつですが、生活改善なしに治療効果は得られません。生活習慣の乱れは、逆に治療の足を引っ張ります。肥満にいたっては、食事のコントロールと運動以外に、解消するすべはありません。

動脈硬化の進行を阻止《そし》して、心臓病の再発を予防するために禁煙と運動を積極的に行うようにしたいものです。

ストレスによる自律神経系の乱れが心臓に負担をかける

心臓の働きや血圧は、自律神経によって調節されています。自律神経には、交感神経と副交感神経の２種類があり、緊張《きんちょう》したり興奮したときなどは、交感神経が優位に働き、心拍《しんぱく》数や血圧を上昇させます。一方、これを抑《おさ》えて心臓を落ち着かせるのが副交感神経です。

ストレスはこの自律神経系と深い関係にあり、まず、ストレスが加わると交感神経が働きます。その結果、心拍数や血圧は上がりますが、ストレスから解放されれば副交感神経が働き、心臓は落ち着きを取り戻《もど》します。しかし、ストレスが大きく、しかもなかなか解消できないでいると、交感神経の働きが過剰《かじょう》になってしまうのです。

過剰なストレスが長く続くと、心臓や血管に大きな負担がかかり、やがて血管が傷みはじめます。さらに、ストレスの刺激は血糖なども増加させるため、動脈硬化が進み、狭心症《きょうしんしょう》や心筋梗塞を起こしやすくなるのです。

とくに攻撃性の強い人では交感神経活性が高いので、この性格に当てはまる人は、無理をやめて、ゆとりのある時間を過ごすよう気持ちを切り替《か》えることが大切です。また、日《ひ》頃《ごろ》からストレスはできるだけためないようにし、たまったストレスは上手に解消するなどの工夫が必要です。

図54 リンク　心臓病の危険因子となる性格

1 怒《おこ》りっぽい。攻撃《こうげき》的な性格だが、それを内にとじ込めている

2 目標達成感が少なく、常に完璧《かんぺき》を求める

3 競争心が強く、常に認められることを望む

4 常に多くの事にかかわり、時間に追われている

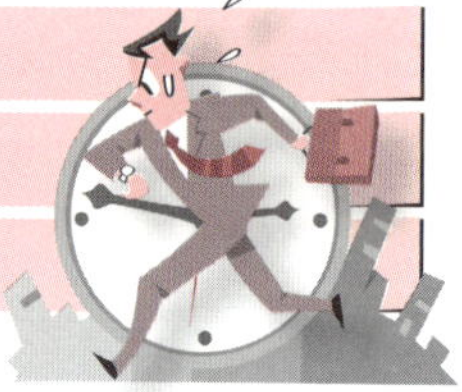

多くの心臓病患者が抱《いだ》く不安や抑《よく》うつが経過を左右

心臓病の自己管理で、もうひとつ注意したいのが心の健康維《い》持《じ》です。心筋梗塞をはじめとする冠動脈疾患には、加《か》齢《れい》のほか、高血圧や糖尿病などの生活習慣病、喫煙など、動脈硬化を促進する要因が危険因子としてあげられていますが、発症の引き金として、うつやストレスの影響が少なくないことがわかってきました。

不安・抑うつがあると心臓病のリスクが２倍に

心臓病の予後に影響するといわれているのが、不安や抑うつ状態です。心臓病の患者さんの多くは、病気の再発や予後、今後の仕事や生活などに対して、大なり小なりの不安を抱《かか》えているものです。

実際、心筋梗塞や心臓手術後、心不全の人の１／３はうつ病またはそれに近い状態といわれています。さらに、うつをもつ心臓病患者の予後が悪いこともよく知られています。また、安定型狭心症をもち、抑うつまたは不安と診断されている患者さんは、心臓有害事象《じしょう》（心不全死、心筋梗塞、心停止など）を起こすリスクが２倍になるとの報告もあります。

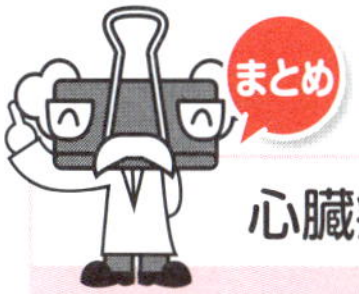

心臓病の自己管理のポイント

- ■高血圧、糖尿病、脂質異常症、肥満は「死の四重奏」
- ■食生活の改善、適度な運動、禁煙、ストレス解消など、生活習慣を見直して、「死の四重奏」にストップをかける
- ■心臓病の予後を左右する不安、抑うつは放置せず、早めに主治医や専門医に相談を

季節と心臓病

榊原記念病院
副院長 **伊東 春樹**先生

高血圧のある人は冬の心臓発作に要注意！

日本のような四季のある地域では、季節的な影響を受けやすいとされている病気があります。心筋梗塞や不整脈などの心臓病もそのひとつです。なかでも急性心筋梗塞の発作は冬にもっとも多発し、夏には少なくなるという傾向が国内外で報告されています。

冬の季節病ともいわれる心筋梗塞ですが、その発症には気温の変化と血圧が深くかかわっています。

血圧には、春から夏にかけて低下し、秋から冬にかけて上昇するという「季節変動」があることがよく知られています。私たちのからだは低温環境《かんきょう》にさらされると、体温の低下を防ぐために交感神経が活発になり、血圧や脈拍を上昇《じょうしょう》させるのです。とくに寒暖差の影響が大きく、暖かい室内から寒い戸外に出たときなどは、心臓の血管に攣縮《れんしゅく》（けいれん性の収縮）が起こりやすくなります。特に寒暖の差が激しい春先と秋口が要注意です。

高血圧は、いうまでもなく心筋梗塞をはじめとする心臓病の最大の危険因子です。寒冷刺激《しげき》によって引き起こされる血圧上昇が、冬の心臓病発症の引き金になっていることは間違《まちが》いないといえるでしょう。

なお、血圧の季節変動は、若年や非肥満者に比べて高齢者や肥満者でより大きくなること、正常血圧者よりも高血圧患者でより顕著《けんちょ》な変動を認めることがわかっています。加齢、肥満に加えて高血圧というリスクを負っている人は、寒冷時の血圧管理の重要性を再認識する必要があります。

冬の寒冷がもたらすリスクは高血圧以外にもある

寒冷刺激によって引き起こされるのは、血圧上昇だけではありません。血清総コレステロールにも季節変動が知られています。血圧同様、冬に高値を示し、夏に低値を示すのですが、その際、俗《ぞく》に悪玉と呼ばれるLDLコレステロールの上昇がより顕著であり、善玉のHDLコレステロールは低いといいます。さらに、寒冷はヘマトクリットや血小板数、血液粘度《ねんど》を増加させるため、血栓ができやすくなります。

また、寒冷刺激による交感神経の緊張、血圧上昇、心拍数増加などを介《かい》して、不整脈が誘発《ゆうはつ》されることも知られています。

そしてもうひとつ、冬の心臓病の傾向として、降雪日の翌日に心臓突然死が多くなるという特徴《とくちょう》があります。これは寒冷に加えて、除雪という労作《ろうさく》の関与《かんよ》が考えられます。

以上のことからもわかるように、冬の心臓病のリスクは寒冷や降雪にあります。心臓突然死を回避《かいひ》する対策としては、まずは暖《だん》房《ぼう》や衣服などによる防寒対策を十分に行うことが第一です。一方で、寒冷ストレスによる生体反応として、血圧や血清総コレステロールの上昇などがわかっています。高血圧や脂質異常のある人は、日頃からこれらの危険因子をしっかりコントロールしておくことも重要です。

心臓病が少なくなる夏は安心してよい？

それでは、心筋梗塞の発作や心臓突然死が少なくなるとされている夏には、リスクはまったくないといってよいのでしょうか。

たしかに夏は統計的に心臓病の発症率は低下しています。しかし、夏場の高温多湿《たしつ》の環境下では、脱水《だっすい》が心筋梗塞の直接の引き金になることがあります。発汗《はっかん》によって体内の水分が大量に失われると、血液の粘度が増し、かたまりやすくなります。

夏場は、とくに炎天下での運動に要注意です。水分をしっかり補給することが大切なのですが、同じ水分でもビールなどのアルコールには利尿作用があり、飲みすぎは逆に脱水を招きます。運動中は水か、できればスポーツドリンクなどをこまめに補給するようにしてください。心筋梗塞や突然死の多いスポーツは野外で行うハイキングやゴルフなのです。

また、夏場でもうひとつ注意していただきたいのが温度差です。冷房の効いた屋内から、いきなり炎天下《えんてんか》にさらされるなどの急激な温度差は、血圧上昇につながります。急激な温度差という点では、春や秋などの季節の変わり目も、急に冷え込む日や、昼夜の気温差の大きい日は注意が必要です。

心臓への季節的な影響を減らすには、冬の寒い時期はもちろん、年間を通して急激な温度差は極力避《さ》けることです。空調や衣服などで、温度差を避ける工夫をすることが大切です。

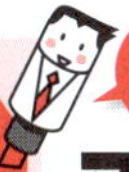

運動

発症と再発を防ぐ運動

心臓病の予防や治療《ちりょう》に欠くことのできない運動療法。
運動にはいろいろなメリットがありますが、病気の種類や状態、
年齢《ねんれい》、体力などに合わせて行わないと、かえって危険です

心臓リハビリテーションの効果

心臓病治療の重要な柱、「心臓リハビリテーション」

　心臓病は命にかかわることもある重大な病気ですが、医療の進歩によって一命をとりとめられるケースが増えてきました。しかし一方で、長期的な予後や生活の質に関しては、なかなか改善や向上がみられないといった人がいまだ少なくありません。

　心臓病によって心臓の機能が低下すると、どうしても体力や全身の機能も低下します。進歩した治療によって、心臓の機能低下はある程度回復することができるようになりましたが、同時に全身の機能低下の回復を図らなければ、予後や生活の質は改善されません。なかなか日常生活に戻《もど》れない、社会復帰への自信がもてないなどという人は、全身のリハビリテーションが十分に行われていないのかもしれません。

　そこで、近年ますますその必要性が叫《さけ》ばれているのが、「心臓

リハビリテーション」です。心臓リハビリテーションというと、単に「心臓病患者の体力回復を目的とした理学療法や、社会復帰訓練だろう」と理解されている人が多いようですが、実はそうではありません。

たしかにひと昔前の心臓リハビリテーションは、社会復帰を目
55 指した体力回復が主な目的でした。しかし、現在は従来の目的に
加えて、再発の予防、生活の質の向上、さらには長期生存率の
改善までを目指した「包括的《ほうかつてき》治療法」ととらえられています。

図55 リンク 包括的治療法

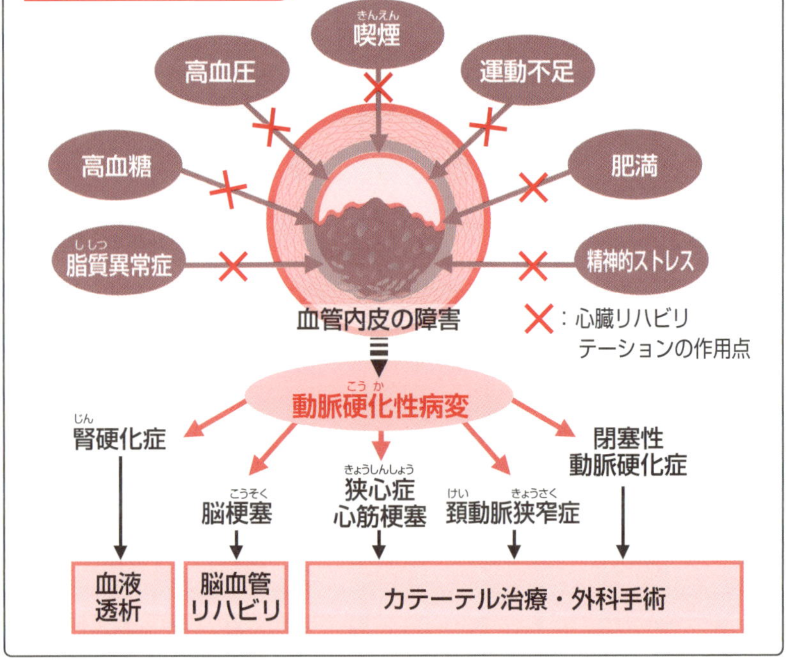

心臓リハビリテーションは動脈硬化の「元を断つ」治療

心臓病の多くを占《し》める虚血《きょけつ》性心疾患《しっかん》は、動脈硬化が原因となる血管内皮の障害から始まります。カテーテル治療やバイパス手術は、できてしまった病変に対しての治療ですが、心臓リハビリテーションでは大もとになっている「原因」を断ちます。したがって生命予後や生活の質の改善に効果を発揮するのです。

心筋梗塞後に心臓リハビリテーションに参加した場合は、参加しなかった場合に比べて死亡率が 25% 前後低下するということもわかってきており、この数字は代表的な心臓病治療薬である ACE 阻害《そがい》薬や β 遮断《しゃだん》薬の長期予後改善効果に匹敵《ひってき》します。

心臓リハビリテーションは、もはや心臓病治療の重要な柱として、積極的に実施《じっし》されるべきであるといえるでしょう。

退院後、社会復帰後も継続《けいぞく》して行うことが大切

心臓リハビリテーションには、心臓病の医学的評価、運動処方、服薬指導、禁煙指導や生活指導、教育およびカウンセリングなど、さまざまな要素が含《ふく》まれています。これらを「急性期」、「回復期（前期・後期）」、「維持《いじ》期」の３期に渡《わた》って、必要に応じたプログラムで行っていくのですが、なかでも３期目にあたる維持期には、とくに期限が設けられていません。自主的な運動療法が中心となる維持期の心臓リハビリテーションは、長く続ければ続けるほど心臓病の再発が減り、予後も良く

なることから、できるだけ長期間、できれば生涯《しょうがい》に渡《わた》って継続することが望ましいとされています。なぜなら、運動療法には抗《こう》動脈硬化作用、抗虚血作用、抗炎症《えんしょう》作用、血管内皮機能改善効果、骨格筋代謝改善効果、自律神経機能改善効果などが想定され、運動療法の継続は、これらの効果を持続させることにつながるのです。

実際に生活指導を守りながら運動療法を継続した場合の効果を具体的にあげると、たとえば急性心筋梗塞の患者さんでは、血圧・コレステロール・血糖値など動脈硬化の危険因子、心筋梗塞後によくみられる心理的不安やうつ状態が改善します。このほかにも、狭心症の患者さんでは、運動耐《たい》容能（運動できる能力）が改善するとともに発作回数が減少し、冠動脈のバルーンやステント治療後の患者さんでは再入院率が低下します。安定狭心症ではカテーテル治療では生命予後は改善しないのに対

図56 リンク　安定狭心症でのステント治療と運動療法の比較

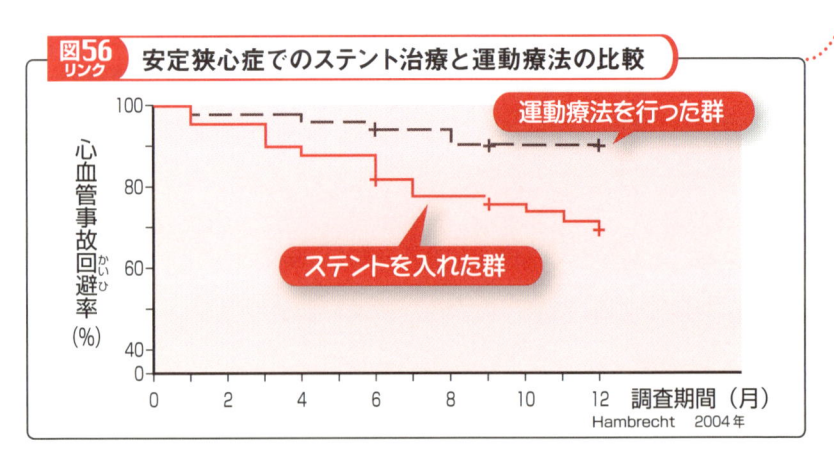

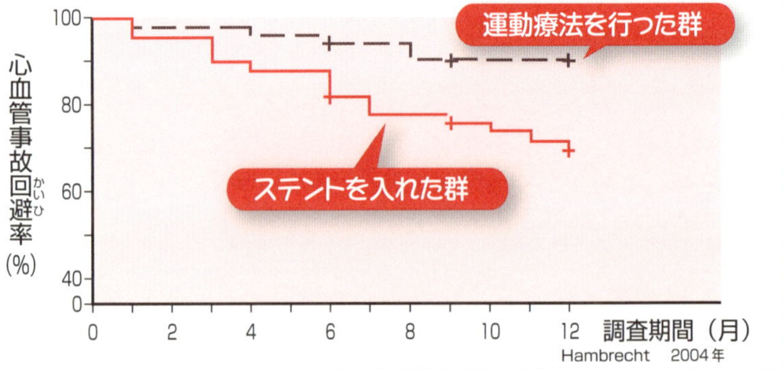

し、心臓リハビリテーションでは明らかに予後が改善します。
56 また、安定狭心症（重症を除く）で、カテーテル治療（ステント）を行った群と、カテーテル治療をせず運動療法を行った群を比較すると、運動療法を行った群の方が、その後の入院や再発などが少なかったという報告もあります。

また、昔は心不全はできるだけベッド上での安静が推奨《すいしょう》されていましたが、最近は症状が安定している場合は積極的に運動療法を行うことで、息切れなどの自覚症状や運動耐容能が改善し、再入院率や死亡率が低下することがわかっています。

以上のことからも、心臓リハビリテーションは、体力の回復・維持と心臓病のコントロールのみならず、生活習慣病の改善と生活の質の向上につながる「包括的な心臓病管理プログラム」といえるのです。

心臓リハビリテーションの流れ

心臓リハビリテーションは発症直後から始まり、一生継続するものです。大きく分けると以下の３つの時期に分けて行われます。

1. 急性期

心筋梗塞のカテーテル治療後や心臓手術後、危険な時期が過ぎたら、すぐにリハビリが始まります。この時期は日常生活への復帰を目標として、ベッド上での理学療法から始まり、座る、立つ、歩く、など、基本的な生活動作の回復に努めます。主に理学療法士や看護士などの指導のもとで 30m 程度の歩行ができるようになるまで行います。

2. 回復期

スムーズな社会復帰と新しい生活習慣を身につけることを目標に入院中から外来にかけて行われます。

● 前期回復期

ICU や CCU から一般病棟へ移ったあとは、本格的な心臓リハビリテーションが始まります。個々の患者さんの心臓病の状態や程度、精神･心理的な状態を評価して、運動負荷試験を行います。その結果をもとに、安全で有効な運動の種類や強さを決めて、運動処方箋《しょほうせん》が出され、運動療法が始まります。

主に有酸素運動やレジスタンストレーニング（いわゆる筋トレ）が心電図や血圧をチェックしながら行われます。そればかりではなく心臓リハビリテーションの重要性を学び、生活一般の注意、食事や服薬に関する指導、カウンセリングなどが、医師･看護師･理学療法士・管理栄養士・薬剤《やくざい》師・臨床《りんしょう》心理士などのうち、特に心臓リハビリテーションの知識と技術をもった専門スタッフ（心臓リハビリテーション指導士）により行われます。

●後期回復期

急性期病院でまだ十分なスタッフや設備がないところも多いので、入院中に前期回復期のリハビリが十分に行われない場合もあります。その場合は、退院後のリハビリがとても重要となります。外来通院と運動療法を続けながら、心臓の機能を回復し動脈硬化を防ぐため、新しい生活習慣を身につけることが目標です。

定期的に運動負荷試験を行って適切な運動の強さや量を決めてもらうとよいでしょう。健康保険でカバーされるのは５か月間だけですから、この時期しっかりリハビリを行うことが大切です。

3. 維持期

後期回復期と一部重なりますが、社会復帰後、自宅あるいは地域の運動施設などで、長期にわたり継続して行うリハビリです。医療施設で運動処方箋を出してもらい、医療スタッフの直接監視を離れて運動療法を継続します。一人で続けるにはかなり強い意志が必要で、なかなか難しいのですが、運動療法コースに参加して仲間と続けると精神的なリフレッシュ効果や、病気や治療に関する情報交換《こうかん》などを通じて長続きします。

▶心臓リハビリテーションはどこで行う？

心臓リハビリテーションを実施している医療施設は、全国で500弱です。健康保険適応期間内なら、ぜひそのような病院・クリニックで心臓リハビリテーションを続けましょう。心臓リハビリテーションを実施している施設は「NPO法人 日本心臓リハビリテーション学会」のホームページで検索できます（http://square.umin.ac.jp/jacr/）。

健康保険適用期間が過ぎたら、近くの維持期心臓リハビリテーションコースや健康増進プログラムを探しますが、一般のフィットネスクラブでは心臓病の人を扱《あつか》うことに十分な態勢がとれていない場合もあります。運動処方箋に従って指導してくれるスタッフがいるか、緊急《きんきゅう》時の対応や提携医療機関の有無など、入会するときによく調べたほうがよいでしょう。

日本心臓リハビリテーション学会の有志が立ち上げた「NPO法人 ジャパンハートクラブ」は、維持期心臓リハビリテーションと、メタボリックシンドロームなどの心臓病予備軍の運動療法を行う、メディックスクラブを全国で運営しています。ドイツに

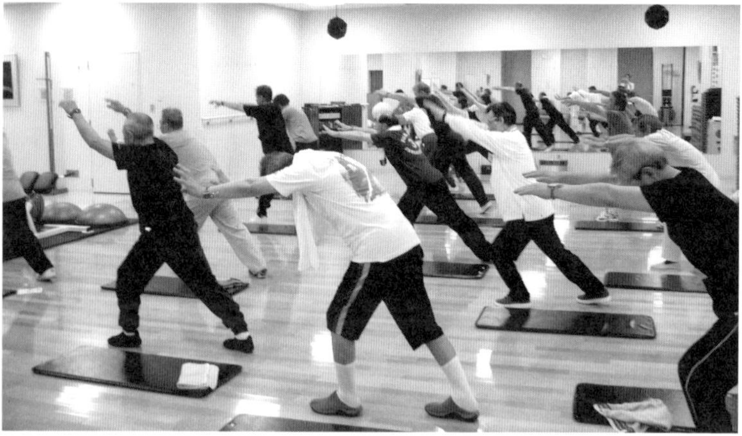

榊原記念病院でのメディックスクラブの活動風景

は約6,000以上あるといわれる、「外来心臓グループ」という維持期リハビリシステムを真似た運動療法コースで、心臓リハビリテーション指導士により大学病院や公共の施設を使って行われています。ホームページで調べて、近くにあれば問い合わせてみましょう。(http://www.npo-jhc.org)

適度な運動の多面的効果

● 糖代謝に対する効果

糖尿《とうにょう》病は血糖値を下げるインスリンというホルモンに対して、からだの細胞の感受性が悪くなり、インスリンの効きが悪くなる（インスリン抵抗《ていこう》性）ことから始まります。インスリン抵抗性は肥満や高血圧の原因でもあり、多くの冠危険因子の元となっています。運動はこのインスリン感受性を改善します。

● 高血圧に対する効果

運動をすると、自律神経のバランスが改善され、血管拡張物質を増やして血圧を下げます。軽症高血圧に対する運動療法の効果は降圧薬の有効率とほぼ同じです。

● 脂質代謝

運動をすると悪玉コレステロール（LDLコレステロール）

を減らし、善玉コレステロール（HDL コレステロール）を増やします。また、中性脂肪《しぼう》を下げます。

自律神経

虚血性心疾患《しっかん》や心不全になると、心拍《しんぱく》数を下げてリラックスさせる副交感神経のはたらきは弱まって、逆に心臓に鞭《むち》を入れ、血管を収縮させて血圧を上昇《じょうしょう》させる交感神経のはたらきが強まります。

運動は交感神経の活動を減らし、副交感神経の活動を増して、くずれたバランスを改善します。

炎症・免疫《めんえき》系

動脈硬化は血管の炎症、慢性《まんせい》心不全も炎症性物質が増加するため全身の炎症との考え方もあります。サイトカインと呼ばれる炎症性物質や、CRP という炎症のマーカが高い例ほど予後が悪いのですが、運動はこれらを下げる作用があります。また、免疫能も改善し、心臓病ばかりでなく一部のがんにも有効といわれています。

血管内皮機能

血管内皮は血管を広げたり収縮したり、必要に応じてコントロールしています。この機能が酸化ストレスで障害されるとそこから動脈硬化が始まります。運動をすると、この血管内皮機能が改善され、動脈硬化を予防できます。

● 冠動脈硬化

運動は冠動脈硬化の原因となるほとんどすべての危険因子を改善し、その結果動脈硬化の進展を抑《おさ》えたり、いったんできてしまった動脈硬化を消退させることもあります。

● 運動能力

運動能力は心不全患者ばかりでなく、心臓病患者や健康人でも、その人の生命予後を規定するもっとも重要な因子です。運動療法は循環《じゅんかん》器系・呼吸器系・血管系・骨格筋・自律神経など、多くの臓器やシステムにはたらいて、運動能力を改善します。

● 心機能

運動療法では、安静時の心臓の収縮能の改善ははっきりしませんが、運動中の心機能が改善します。また、安静時でも拡張能は改善し、虚血性心疾患での側副血行《そくふくけっこう》（自前のバイパス）の発達を促《うなが》します。

● 骨格筋

心臓病で日常活動のレベルが下がったり、心不全になると、骨格筋の量が減るばかりではなく、質が変わってしまいます。つまり、酸素を使って効率よくエネルギーを作る筋繊維《せんい》（赤筋）が減り、酸素を使わないで短時間だけ働く（白筋）の割合が多くなって、疲《つか》れやすくなります。運動はこの筋繊維の割合を正常化します。

● 呼吸器系

心不全では運動中に肺血流量（心拍出量）の増加が悪く、むだな換気が多くなって、すぐに息切れが起こります。運動は換気の効率を改善して、息切れ感を少なくします。

● 精神心理面

心臓病の３人に１人はうつ病またはそれに近い状態になり、それだけで生命予後は悪くなります。運動療法にカウンセリングなどを併《あわ》せて行うと、うつ状態が改善されるだけではなく、心臓病になりやすい、怒《おこ》りやすく攻撃《こうげき》的な性格の改善につながります。

● 生命予後の改善

運動療法を軸《じく》とした、心臓リハビリテーションは心筋梗塞患者の死亡率を 20% 以上減らします。健康人でも年間の死亡率は 12 ～ 18% 低くなることがわかっています。

● 医療経済的効果

運動療法・心臓リハビリテーションは心臓病の再発を減らすため、心筋梗塞後や心臓手術後の患者さんの医療費を半減するといわれています。

運動療法

どんな運動を、どのくらいの強さで

適度な運動は心臓病の予防や治療に有効ですが、間違《まちが》ったやり方では薬と同じように副作用が出ます。誰もがいきなり運動を始めてよいというものではありません。

健康維持や再発予防のために行う運動には大きく分けて二つあります。有酸素運動（エアロビックエクササイズ）と抵抗運動（レジスタンストレーニング）です。

有酸素運動と無酸素運動、動的運動と静的運動

有酸素運動とは、〝酸素を必要とするエネルギー代謝系（有気的代謝）で運動に必要なエネルギーをまかなえる動的な運動〟をさします。エネルギー源となる糖などの栄養がある限り、ずっと続けられるレベルの運動で、普通《ふつう》の人は最大運動能力の約半分の運動の強さに当たります。このレベル以下では血圧上昇や血管の収縮も少なく、心臓への負担が少ないのが特徴《とくちょう》です。この有酸素運動の上限を運動生理学では嫌気性代謝域値（AT）と呼び、運動療法の指標として使われます。

一方、無酸素運動（アネロビックエクササイズ）では、運動の強さが増していくと有気的代謝だけではエネルギー産生が追いつかなくなり、効率は悪いものの酸素を使わないでエネル

ギーを作る無機的代謝で行う運動です。無機的代謝では乳酸が蓄積《ちくせき》し、血液は酸性になってすぐに疲れてしまいます。血圧の上昇も激しく不整脈が出やすくなって、心臓病患者では心機能が低下することもあるため、運動療法には不向きな運動です。

俗《ぞく》に自転車やジョギング、水泳は「有酸素運動」といわれていますが、これは誤りです。ふだん健康人でも運動をしていない人にとっては、ジョギングは有酸素運動ではなく無酸素運動となり、何時間も続けることは困難です。また、遠泳は有酸素運動ですが、競技は有酸素運動ではありません。つまり、有酸素運動と無酸素運動の違いは運動の種類ではなく運動の強さです。

図57 有酸素運動と無酸素運動の違い

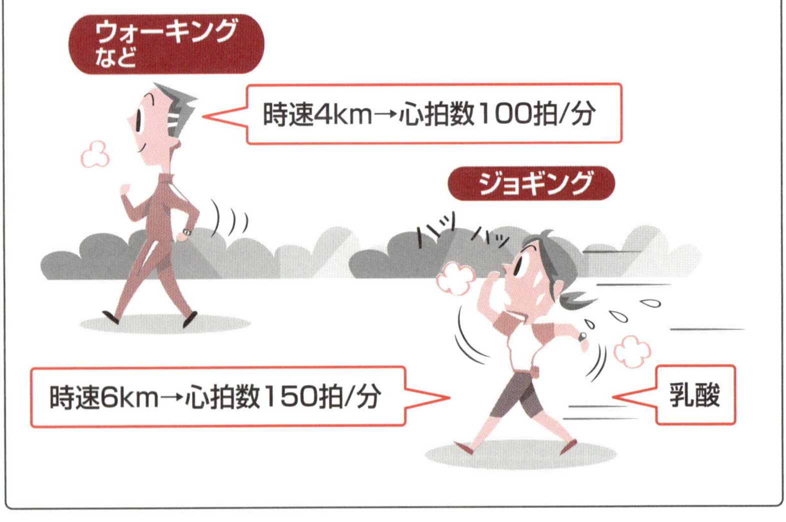
ウォーキング
など
時速4km→心拍数100拍/分
ジョギング
ハッ
ハッ
時速6km→心拍数150拍/分
乳酸

有酸素運動のレベルは運動習慣や心臓病の有無などによって、一人一人違うので、運動負荷試験を行って、自分の有酸素運動のレベルを知り、専門家に安全で効果的な運動の強さを決
58 めてもらいましょう。

一方、静的運動（動かない壁を押し続けるような運動：スタティックエクサイズ）は、運動療法では使いません。なぜなら運動の強さの割に血圧上昇や心拍数の上昇が強く、心臓への負担が大きいからです。運動療法ではなるべく多くの筋肉群を使ってからだを動かす動的運動（ダイナミックエクササイズ）が使われます。

レジスタンストレーニングは俗に「筋トレ」といわれるもので、足や腕《うで》の動きにおもりなどで抵抗をつけ、伸展《しんてん》・屈曲《くっきょく》を行うものです。この場合でも強すぎる運動は心臓に負担をかけた

図58 リンク　静的運動と動的運動

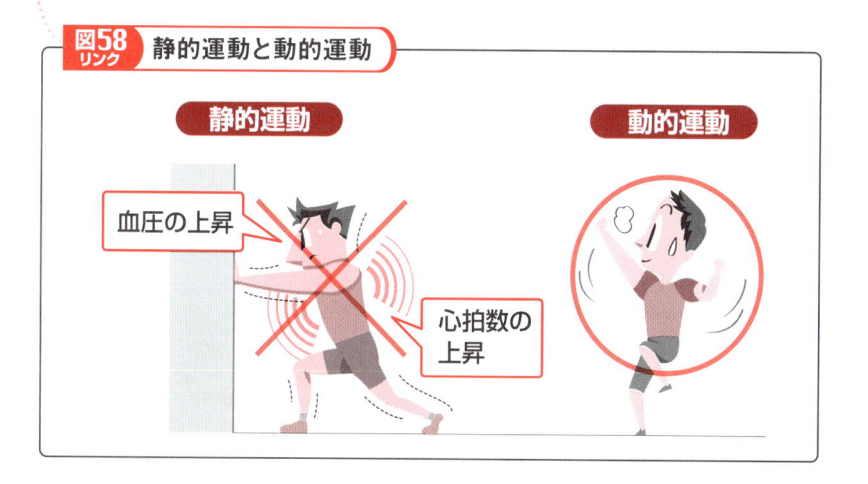

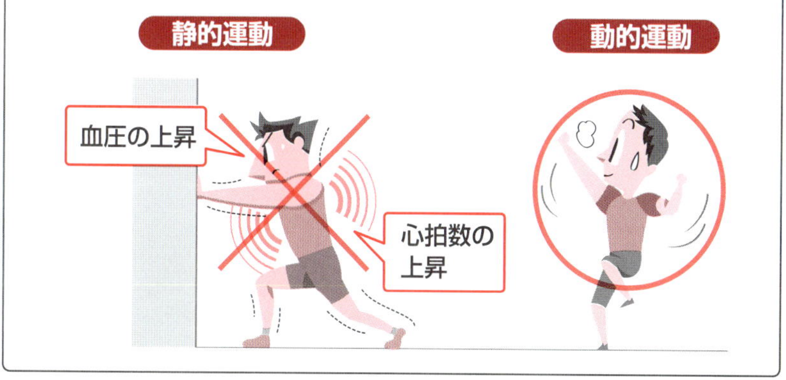

り、筋肉を傷《いた》めたりしてしまいます。あらかじめ筋力測定を行って、専門家にちょうどよい運動を決めてもらうことが必要です。

心臓病にならないように（一次予防）

運動中の「目標心拍数（目標となる運動の強さ）」を計算で求めることができます。カルボーネン法といって、「予測最大心拍数」から安静時心拍数を引き、それに0.5～0.8を掛けた値を安静時心拍数に加えたものです。予測最大心拍数とは220－年齢（日本人では200－年齢の方があっている）で表され、運動中の最大心拍数は1歳《さい》年をとるごとに1拍／分ずつ低くなる性質を利用した計算式です。

ちなみに特に病気のない中高年では毎分110拍前後になりますので、これを目安にウォーキングをして、おしゃべりをしながら30分以上楽に歩けるペースなら、有酸素運動。途中で息が切れてしまうようなら無酸素運動ということになります。

ただしこの方法はあくまで健康な人だけが使えます。薬を処方されていたり、心臓病のある人は、専門医に運動処方を出してもらいましょう。

おすすめの有酸素運動

●「ウォーキング」

数ある有酸素運動のなかでも、あらゆる年代の人が手軽に行える運動としておすすめなのが、「ウォーキング」です。ウォー

図59 リンク　自分に合った適度な運動を

運動は1日30分以上、週3～5回くらい行うのが理想的

心拍数でチェックする〝目標心拍数〟

50歳の人の場合

(220−50歳−安静時心拍数)
×0.5～0.8＋安静時心拍数

この方法が使えるのは、心臓病や血圧の薬を飲んでおらず糖尿病や心臓病、呼吸器病などのない人たちです

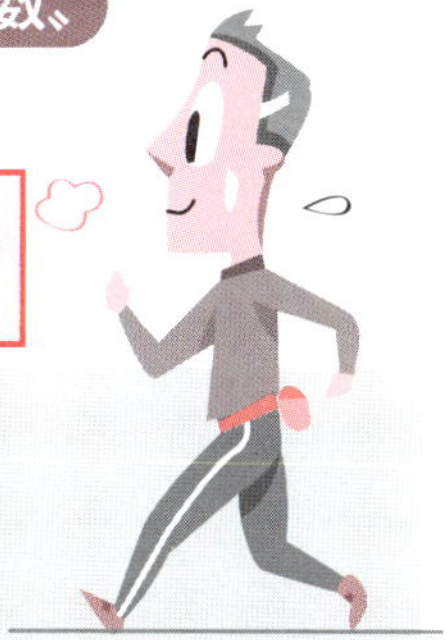

安静時心拍数の測り方

1 時計を見ながら、10秒間に何回の脈拍があるかを数える

2 1を6倍して、1分間の脈拍数を出す。これが心拍数となる

(ただし心房《しんぼう》細動の症状がある人はこの方法は使えません)

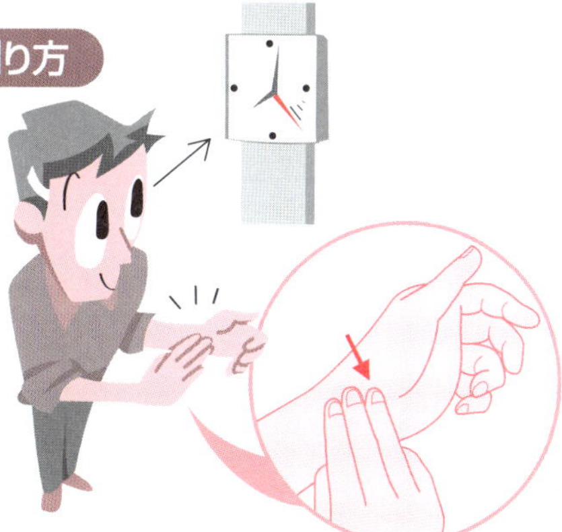

手首の関節の親指の付け根あたりに位置する橈骨《とうこつ》動脈の箇《か》所が測りやすい

図60 運動効果を高めるウォーキングフォーム

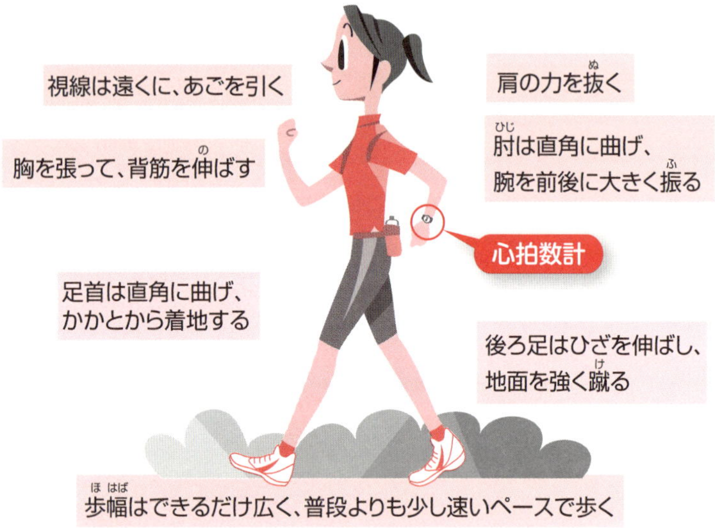

視線は遠くに、あごを引く
肩の力を抜《ぬ》く
胸を張って、背筋を伸《の》ばす
肘《ひじ》は直角に曲げ、
腕を前後に大きく振《ふ》る
心拍数計
足首は直角に曲げ、
かかとから着地する
後ろ足はひざを伸ばし、
地面を強く蹴《け》る
歩幅《ほはば》はできるだけ広く、普段よりも少し速いペースで歩く

ウォーキングを行うときの注意点

くつは、履《は》きなれた
自分にあったもの

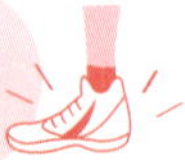

服装は動きやすく、
発汗《はっかん》性・吸湿《きゅうしつ》性に
すぐれたものを選ぶ

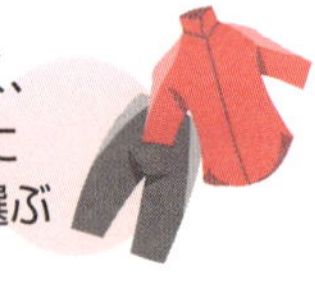

水分（水またはスポーツ
ドリンク）とタオルを
携帯《けいたい》する

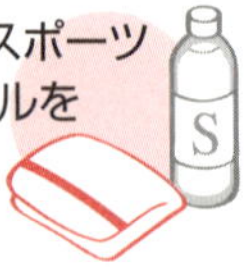

ウォーキング前にコップ 1 杯程度の
水分を補給し、ウォーキング中は
のどが渇《かわ》いたと感じる
前に、こまめに水分
を補給する

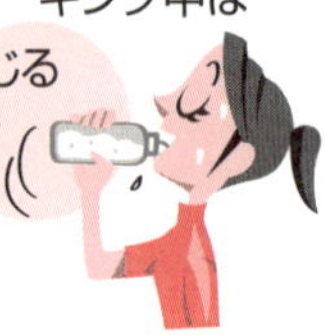

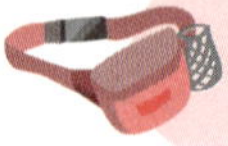

必要なものはウエスト
ポーチなどに入れて、
両手を解放する

キングは、時と場所を選ばず、特別な道具も必要としません。また、一人でも行えるので、自分のペースを守ることができます。ただし、室外で行う場合天候や気温、風などに十分注意してください。

心臓Topics! 心臓リハビリテーション指導士とは

日本心臓リハビリテーション学会が1995年から認定を始めた資格で、心臓リハビリテーションの知識と経験をもつ、医師、看護師、理学療法士、作業療法士、臨床検査技師、管理栄養士、薬剤師、臨床心理士、臨床工学技士、健康運動指導士が受験できる。全国で2,000人以上が認定されており、病院や地域の心臓リハビリテーションの分野で活《かつ》躍《やく》している。

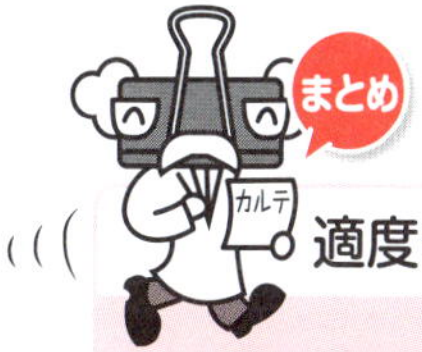

適度な運動の効果

- 1日30分、週3～5回程度の適度な運動は、体力・運動能力の向上と再発防止に効果がある
- ウォーキング、遠泳などの有酸素運動が有効
- 心臓病の発症予防のためにも、「心臓リハビリテーション」に参加してみよう

3 心臓を守る食事

心臓病はもちろん、その危険因子である生活習慣病には
食生活が大きく影響《えいきょう》しています。
過食や偏食《へんしょく》をあらため、危険因子を減らしましょう。

バランスのとれた食事を腹八分目で適正体重を維持《いじ》しよう

自分の適正体重を知ろう

内臓脂肪《しぼう》型肥満は心臓病の大敵ですが、内臓脂肪は皮下脂肪に比べて代謝が活発で、分解もされやすいといわれています。食事療法《りょうほう》と運動療法を徹底《てってい》して行えば、1～2週間で内臓脂肪は減ってきます。肥満が改善されると、動脈硬化《こうか》にストップがかかるのはもちろん、高血圧や高血糖、脂質異常といった危険因子も改善してきます。

そこで、まずは自分の肥満度と適正体重を知り、肥満がある場合は内臓脂肪を減らして、適正体重に近づけることが最重要課題です。肥満度と適正体重は、右の「BMI」という指数をもとに割り出すことができます。

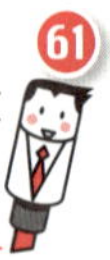

ただし、体重を左右するのは脂肪だけではありません。骨格や筋肉のつき方など、体格には個人差があります。適正体重は

あくまでも目安とし、医師と相談しながら自分に合った目標を立てましょう。

図61 リンク **肥満度をチェックしてみよう！**

～BMI（体格指数）で知る肥満度～

BMI（ボディ・マス・インデックス）とは、肥満の判定に用いられる国際基準の体格指数です。次の計算式を使って、自分の肥満度を判定してみましょう。

あなたのBMI＝現在の体重(kg)÷ 身長(m)÷ 身長(m)

肥満判定

BMI	判定
18.5未満	やせ
18.5以上25未満	標準
25以上	肥満

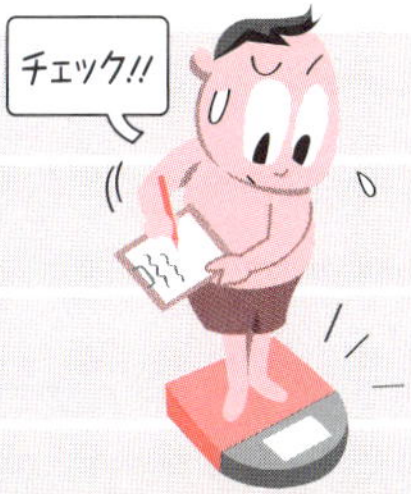

適正体重の求め方

標準体重(kg)＝ 身長(m)× 身長(m)× 22

1日に必要な適正エネルギーを知ろう

肥満になるということは、食事で摂取《せっしゅ》するエネルギーが消費エネルギーを上回っているということです。つまり、摂取エネルギーを消費エネルギーよりも少なくすれば、足りないエネルギーを補うために体内の脂肪が消費され、体重は減ってきます。

そこで、1日に必要な「適正エネルギー」を割り出してみましょう。適正エネルギーは、BMI指数を用いて割り出した適正体重と、日常生活の活動量をもとに計算します。

ふだんの食事の量が適正エネルギーを大きく上回っている場合は、適正エネルギーに近づけるための食事療法が必要です。ただし、やみくもに食事の量を減らしたり、特定の食品にこだわるダイエットは、栄養不足や栄養バランスを崩《くず》すもとになります。単純に摂取エネルギーを減らすのではなく、とるべき栄養とエネルギーはしっかりとり、適度な運動で消費エネルギーを増やすことも大切です。

適正エネルギー量の求め方

1日の適正エネルギー量(kcal)
＝標準体重(kg)×30〜35(kcal)

体重1kgに対する必要エネルギー量は
普通《ふつう》の労働ならば30kcal
やや重労働の場合は35kcalで計算

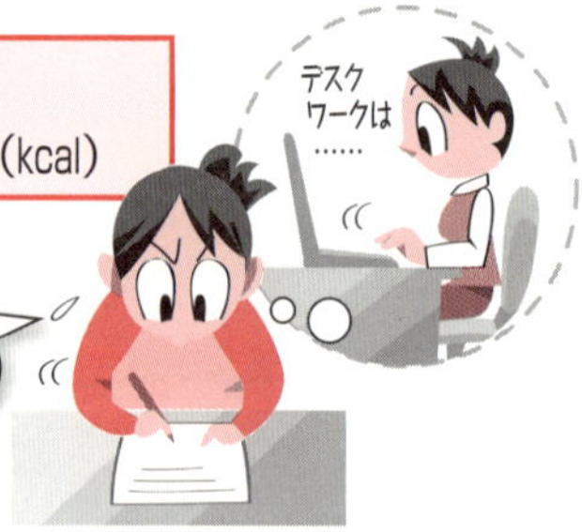

栄養バランスを考えて 3度の食事を規則正しくとろう

心臓を守る食生活の基本は、バランスのとれた食事を腹八分目、規則正しくとることにあります。

不整脈や心臓病とともに、高血圧、高血糖、脂質異常のある人は、糖質や脂質、塩分のとりすぎやとり方に注意しなければなりません。また、肉などの動物性食品に偏《かたよ》っていたり、野菜不足におちいっていないでしょうか。

62

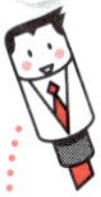

私たちが健康を維持するうえで欠かせないのが5大栄養素です。「炭水化物」「たんぱく質」「脂質」「ビタミン」「ミネラル」、この5つの栄養素をバランスよくとることが大切です。

図62 リンク　健康維持に必要な5大栄養素

炭水化物（糖質）	ごはん、パン、めん類 など	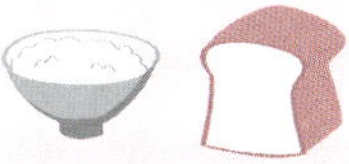
たんぱく質	肉、魚、卵、大豆・大豆製品 など	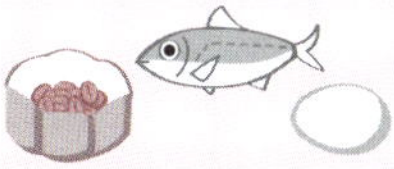
脂　質	植物油、バター など	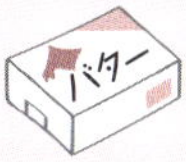
ビタミン	野菜、果物 など	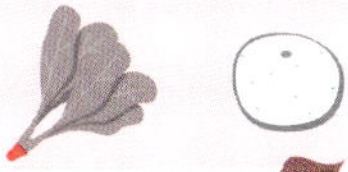
ミネラル	牛乳・乳製品、小魚、海藻《かいそう》 など	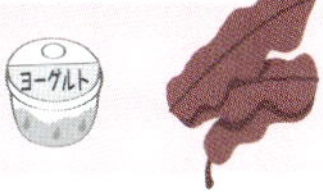

また、まとめ食いやドカ食い、朝食抜《ぬ》きなど、不規則な食習慣があるならば、こちらもあらためなければなりません。1日3度の食事を規則正しくとるようにすると、過食を防ぐこともできます。

次からは、食生活の改善のポイントを具体的に紹介《しょうかい》していきます。今日から実践《じっせん》して、不整脈や心臓病の危険因子を減らしましょう。

高血圧を予防・改善する食事

●減塩で高血圧の予防・改善

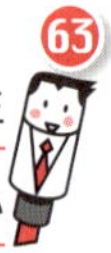

高血圧の予防・改善に欠かせないのが「減塩《げんえん》」です。近年の日本人の塩分摂取量は、平均で1日10～12gといわれています。

しかし、厚生労働省の「日本人の食事摂取基準（2010年）」によると、日本人の成人にすすめられている1日の塩分摂取の目標量は、男性9g未満、女性7.5g未満とされています。高血圧のある人ではさらに厳しく、日本高血圧学会では1日6g未満を目標としています。

塩分をひかえるためには、食塩の量を減らすとともに、塩分の多いしょうゆやみそなどの調味料も減らさなければなりません。また、漬物《つけもの》や佃煮《つくだに》、干物やハムなど、加工食品にも塩分が多く含《ふく》まれているものがあります。1日6gというのは、調味料の塩分だけではありません。加工食品の塩分も含まれるので、

図63 リンク　**おいしく減塩するコツ**

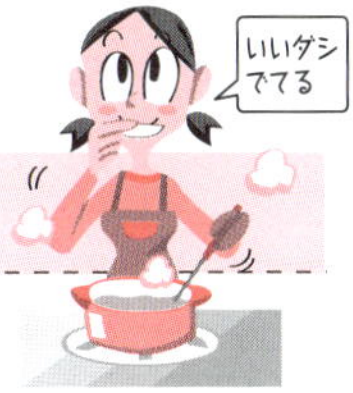
いいダシ
でてる

1　だしのうま味をいかす

昆布《こんぶ》、かつお節、煮干《にぼ》し、しいたけ など

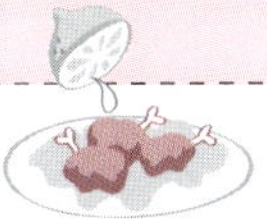

2　酸味を効かす

酢《す》、レモン、ゆず、すだち など

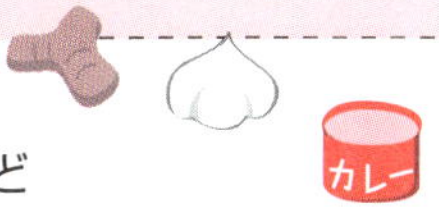
カレー

3　薬味や香辛料《こうしんりょう》を効かす

ねぎ、しょうが、わさび、にんにく、
山椒《さんしょう》、コショウ、唐辛子《とうがらし》、カレー粉 など

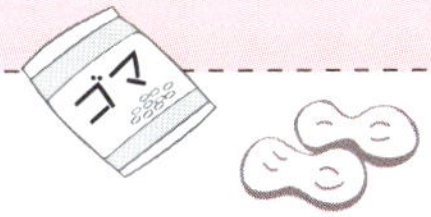
ゴマ

4　木の実で風味をつける

ゴマ、クルミ、ピーナッツ など

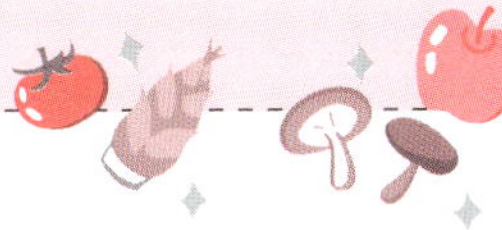

5　素材の味そのものをいかす

旬《しゅん》の食材、新鮮《しんせん》な食材

塩気や味の濃《こ》い加工食品はひかえるようにします。

ただ、いきなり完璧な減塩食に切り替《か》えると、食事の楽しみが奪《うば》われ、逆にストレスになってしまうことがあります。減塩は段階的に、塩分以外の調味料や素材の味をいかし、おいしさを維持しながら徐々《じょじょ》に塩分を減らしていくとよいでしょう。

なお、慢性《まんせい》心不全などでむくみのある人は、医師の指示にしたがって塩分摂取量を決めてください。

ナトリウム量＝塩分量ではない⁉

食品の塩分を知るために、食品に添付《てんぷ》された栄養表示を参考にしている人も多いのではないでしょうか？

食品の栄養表示では、塩分量（食塩量）ではなく、「ナトリウム量」での表示が義務づけられています。そして、このナトリウム量というのは、実は塩分量ではないのです。

食塩は、正しくは塩化ナトリウムといって、ナトリウムイオンと塩素代物イオンから成るイオン結晶です。食塩の重さは、ナトリウムの2.54倍なので、ナトリウム表示してある場合は、その数字を2.54倍して塩分量に換算《かんさん》する必要があります。

たとえば、カップラーメンにナトリウム3gと表示されていたら、「3g × 2.54」で、塩分量は「7.62g」ということです。何とカップラーメン1個で1日の塩分量を超《こ》えてしまうので、ナトリウム表示の数字を見て安心しないよう要注意です。

ナトリウム表示から塩分量を割り出す計算式

ナトリウム量（g）×2.54＝塩分量（g）

おもな調味料・加工食品の塩分量

■調味料

食塩	小さじ１	5.9g
こいくちしょうゆ	大さじ１	2.6g
うすくちしょうゆ	大さじ１	2.9g
信州みそ	大さじ１	2.4g
ウスターソース	大さじ１	1.5g
トマトケチャップ	大さじ１	0.5g
マヨネーズ	大さじ１	0.3g

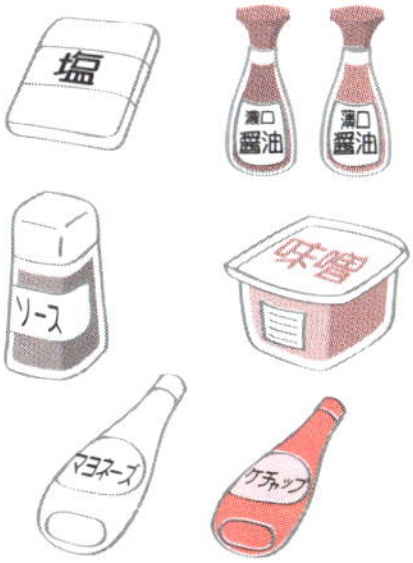

■加工食品

食パン	１枚(6枚切り・60g)	0.8g
ゆでうどん	１玉(240g)	0.7g
インスタント麺《めん》	１袋(スープ含・100g)	5.6g
ソーセージ	１本(25g)	0.5g
6Pチーズ	１ケ(25g)	0.7g
焼きちくわ	１本(100g)	2.1g
かまぼこ	１切れ(10g)	0.3g
塩鮭《しおざけ》	１切れ(80g)	4.6g
アジの干物	１尾(90g)	1.5g
たらこ	１腹(50g)	2.3g
昆布佃煮	(10g)	0.7g
梅干し	大１個(10g)	2.2g
たくあん	１切れ(10g)	0.4g

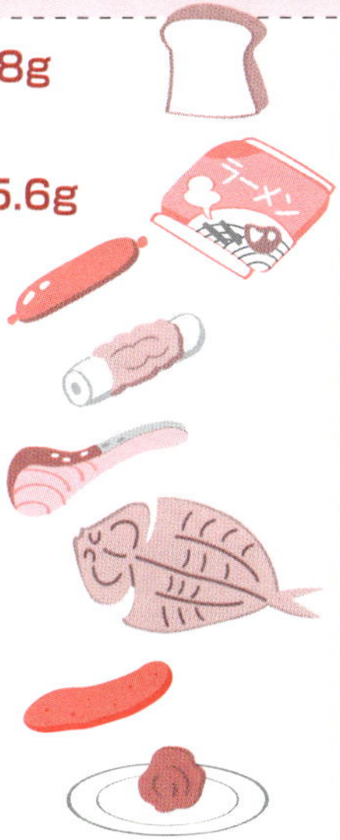

※『五訂日本食品標準成分表』を元に作成

血圧管理に重要なカリウム、カルシウムの摂取

●カリウム

カリウムには、余分なナトリウム（塩分）を排《はい》出して、血圧を下げる作用があります。高血圧の予防・改善には、減塩とともにカリウムを積極的にとることも重要です。

カリウムの摂取量は、1日3～3.5mg程度を目安にします。カリウムは野菜や果物のほか、いも類や豆類、玄米などに多く含まれています。ただ、カリウムは水に溶《と》けやすく、加熱調理すると煮汁《にじる》に溶け出してしまうことがあります。果物や野菜は生で食べるか、加熱調理する場合は煮汁も一緒《いっしょ》にいただけるよう工夫するとよいでしょう。

▶カリウムを多く含む食品

ほうれん草(80g)	552mg	里いも(50g)	320mg
アボカド(60g)	432mg	きな粉(10g)	190mg
春菊(80g)	368mg	バナナ(100g)	360mg
芽キャベツ(30g)	183mg	りんご(200g)	220mg
大豆(20g)	380mg	キウイフルーツ(70g)	203mg
小豆(20g)	300mg	わかめ(3g)	156mg
枝豆(45g)	265.5mg		
じゃがいも(50g)	205mg		
さつまいも(50g)	235mg		

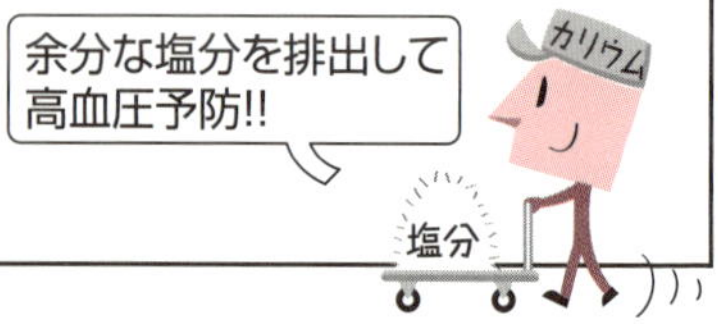
余分な塩分を排出して
高血圧予防!!
カリウム
塩分

※『五訂日本食品標準成分表』を元に作成

なお、通常、カリウムはとりすぎても余分な分は排出されるので問題ありませんが、腎臓病を合併している場合はうまく排出されず、心停止など不整脈の原因となることもあります。カリウムをひかえたほうがよい場合もあるので、医師の指示にしたがってください。

●カルシウム

カルシウムも高血圧と関係の深い栄養素のひとつです。血液中のカルシウムが不足すると、これを補うために骨からカルシウムが溶け出し、血管の*平滑筋《へいかつきん》細胞に入り込みます。カルシウムには平滑筋を収縮させるはたらきがあるため、血管が収縮し、血圧が上昇《じょうしょう》してしまうのです。また、カルシウムにはナトリウム（塩分）をスムーズに排出させるはたらきもあり、カルシウムの摂取量が多い人は、高血圧になりにくいことがわかっています。

▶カルシウムを多く含む食品

普通牛乳(210g)	230mg	大根の葉(50g)	130mg
低脂肪乳(210g)	270mg	木綿豆腐(150g)	180mg
ヨーグルト(100g)	120mg	生揚げ(60g)	144mg
スキムミルク(16g)	176mg	ひじき(5g)	70mg
ししゃも(100g)	330mg	ゴマ(5g)	60mg
イワシ丸干し(30g)	132mg		
煮干し(10g)	220mg		
小松菜(50g)	85mg		

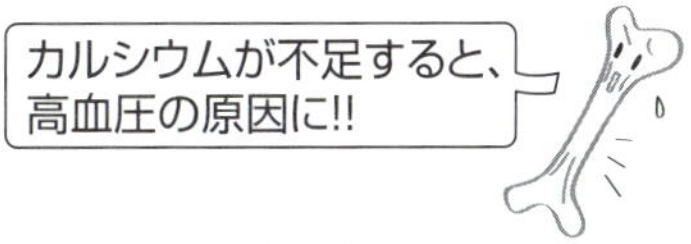
カルシウムが不足すると、
高血圧の原因に!!

※『五訂日本食品標準成分表』を元に作成

そこで、カルシウムは最低でも１日600～700mgくらいはとりたいところです。カルシウムのとりすぎは*腎結石《じんけっせき》や腎障害を招くとされていますが、１日の摂取の上限量は約2300mgで、日本人の通常の食事では過剰《かじょう》摂取になることはまずありません。

牛乳・乳製品や小魚など、吸収率のよいカルシウム食品で、効率よくカルシウムをとりましょう。

高血糖、脂質異常を予防・改善する食事

●糖質の質にこだわろう ～高血糖・高中性脂肪対策

糖質は主要エネルギー源として欠かすことのできない栄養素です。しかし、糖質をとりすぎると、体内で中性脂肪に変わり、体脂肪として蓄《たくわ》えられてしまいます。また、糖質のとりすぎは高血糖の大きな原因にもなります。そのため、主食を極端《きょくたん》に減らそうと考える人がいるかもしれませんが、これは決して正しくありません。

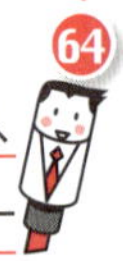

そもそも糖質には２つの種類があり、ごはんやパン、めん類、いも類などに含まれるでんぷんは「複合糖質」といいます。一方、砂糖や果物などに含まれるショ糖やブドウ糖、果糖などは「単純糖質」です。同じ糖質でも、両者の性質は大きく異なります。

複合糖質は、消化・吸収されるまでに、複合糖質から単純糖質へと分解される手間がかかります。消化・吸収に時間がかかるため、満腹感が得られやすく、血糖値の上昇も抑《おさ》えてくれます。一方、単純糖質は、分解する手間が省けるので、体内に吸

図64 リンク　糖質は2つ種類に分けられる

1 複合糖質　　**2 単純糖質**

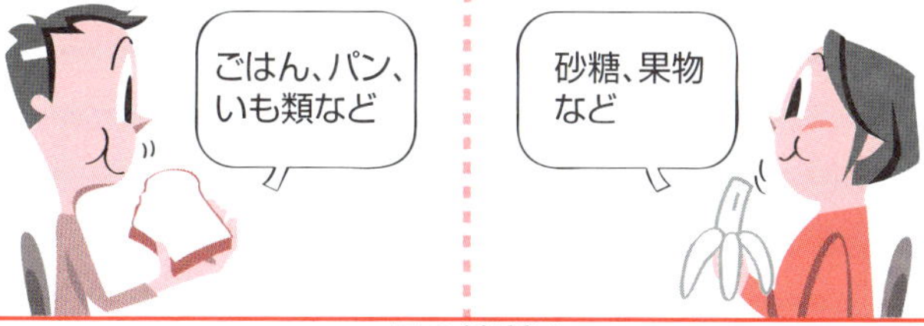

その性質は

1 複合糖質：単純糖質へと分解される手間がかかるため、消化・吸収されるまでに時間がかかる

↓

血糖値の上昇は抑えられる

2 単純糖質：分解される手間がかからないため、消化・吸収の時間はスピードが速い

↓

血糖値の上昇が速い

収されるスピードが速く、血糖値を急激に上昇させます。また、食事からとったブドウ糖が血液中に急激に増えると、中性脂肪の合成が促進《そくしん》されるのです。

糖質はむやみに減らすのではなく、甘《あま》いお菓子《かし》などに含まれる単純糖質を減らし、主食に含まれる複合糖質は過不足なく摂取することが大切です。

●注意したい脂質の種類とバランス ～脂質異常対策

脂質のとりすぎが肥満や脂質異常の大きな原因であることは、すでに多くの人がご存じのことでしょう。心臓病に肥満や

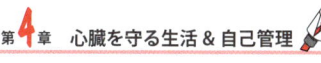

脂質異常症を合併している人は、脂質を制限しなければなりません。そうはいっても、脂質はからだに必要な栄養素です。不足すると血管や細胞膜《さいぼうまく》が弱くなり、脳出血などを起こしやすくなります。

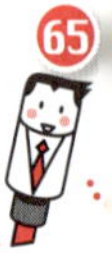

実は、脂質にはいくつかの種類があり、とりすぎてはいけない脂質と、からだによいはたらきをする脂質があるのです。

脂質は、その主成分である脂肪酸の構成成分の結合によって、まずは大きく２つに分けられます。１つは「飽和脂肪酸《ほうわしぼうさん》」といって、血中のコレステロールや中性脂肪を増やす作用があります。

飽和脂肪酸は牛肉や豚肉、バター、牛乳など動物性食品の脂肪に多く含まれており、こちらはとりすぎに注意したい脂質です。

もう１つは「不飽和《ふほうわ》脂肪酸」といい、不飽和脂肪酸はさらに「一価《いっか》不飽和脂肪酸」と「多価《たか》不飽和脂肪酸」に、多価不飽和脂肪酸は「オメガ３系」と「オメガ６系」に分けられます。このなかでも多価不飽和脂肪酸は体内で合成することができず、必ず食品からとる必要があるため、「必須《ひっす》脂肪酸」とも呼ばれています。

不飽和脂肪酸は、植物油や魚の脂《あぶら》に多く含まれており、からだによいとされる脂質です（EPA など)。一価不飽和脂肪酸には、血中のコレステロールを下げる作用があり、しかも HDL コレステロール（善玉）は下げず、LDL コレステロール（悪玉）だけを下げるという特徴《とくちょう》があります。

また、多価不飽和脂肪酸のオメガ３系は、善玉を増やして、悪玉を減らす作用があります。これらは積極的にとりたい脂質といえます。オメガ6系にもコレステロールを下げる作用がありますが、とりすぎると善玉まで低下させてしまうので注意が必要です。

図65 リンク 脂肪酸の種類と働き

	種　類	多く含む食品	働　き
飽和脂肪酸	パルミチン酸 ステリアリン酸 ミリスチン酸 ラウリン酸	肉類や乳製品の油(ラード、牛脂、バターなど)	血液中の脂肪やコレステロールを増やす
一価不飽和脂肪酸	オレイン酸	植物油(オリーブ油、菜種油、調合サラダ油など)	血液中のコレステロールを低下させる。胃酸の分泌《ぶんぴつ》を調整
多価不飽和脂肪酸	オメガ6系 リノール酸	植物油(ベニバナ油、ヒマワリ油、ゴマ油、コーン油)、クルミなど	血液中のコレステロールを低下させる。動脈硬化を予防。とりすぎると動脈硬化、アレルギー疾患《しっかん》、高血圧をまねく
多価不飽和脂肪酸	γ-リノレン酸	月見草油、母乳	血糖値、血液中のコレステロールを低下させる。血圧を低下させる
多価不飽和脂肪酸	アラキドン酸	レバー、卵白、サザエ、アワビ、伊勢エビ	血圧・免疫《めんえき》系の調節。とりすぎると動脈硬化、アレルギー疾患をまねく
多価不飽和脂肪酸	オメガ3系 α-リノレン酸	植物油(シソ油、エゴマ油、アマニ油)、シソ、エゴマなど	アレルギー疾患、高血圧、心疾患、がんを予防
多価不飽和脂肪酸	DHA(ドコサヘキサエン酸)	魚の脂身(青魚、本マグロ、ウナギなど)	中性脂肪を低下させる。高脂血症、高血圧、脳卒中、虚血《きょけつ》性心疾患、認知症を予防
多価不飽和脂肪酸	EPA(エイコサペンタエン酸)	魚の脂身(青魚、本マグロ、ウナギなど)	抗血栓《こうけっせん》作用、中性脂肪を低下させる。脳血管障害、虚血性心疾患、高血圧、動脈硬化、高脂血症、皮膚《ひふ》炎を予防

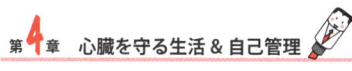

●コレステロールはひかえめに ～高コレステロール対策

血液中にコレステロールが増えすぎると、血管壁《へき》にたまって動脈硬化を促進し、狭心症《きょうしんしょう》や心筋梗塞《こうそく》の発症リスクを高めます。高コレステロール血症のある人は、食品からとるコレステロールはひかえるようにしたいものです。

食品からとるコレステロールというと、コレステロールを多く含む食品ばかりに気をとられがちですが、体内のコレステロールを増やしやすい食品にも注意が必要です。**コレステロールを増やす食品として知られているのは、脂肪の多い肉や卵黄、チョコレート、インスタント麺など飽和脂肪酸の多い食品です。**

コレステロールを多く含む食品は、食べるとすべてが血中コレステロールになるわけではありませんが、コレステロールが高い人は、1日300mg以下に抑えるのがよいとされています。

▶コレステロールを多く含む食品

するめいか(100g)	380㎎
うなぎ蒲《かば》焼き(100g)	230㎎
たらこ(60g)	210㎎
うに(60g)	174㎎
芝えび(100g)	170㎎
イクラ(30g)	144㎎
鶏レバー(60g)	222㎎
卵(全卵1個・60g)	252㎎

▶コレステロールを上げる食品

牛サーロイン、牛バラ、豚バラ、ベーコン、バター、マーガリン、生クリーム、チーズ、スナック菓子、インスタント麺、チョコレート など

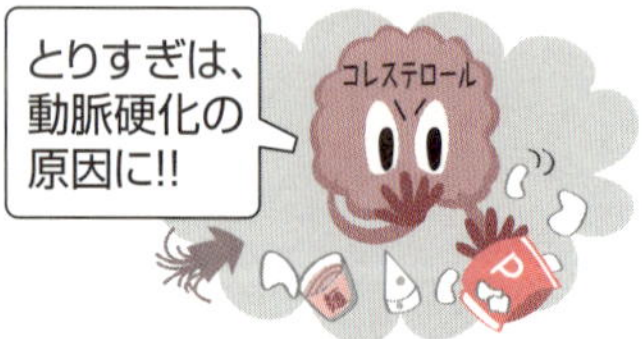
とりすぎは、動脈硬化の原因に!!
コレステロール
麺
P

積極的にとりたい食品、ひかえたい食品

●抗酸化物質、食物繊維《せんい》が豊富な食品をとって動脈硬化を防止

血液中に増えすぎたコレステロールは、「*酸化」という化学反応を経て血管壁にとりこまれ、動脈硬化を促進するといわれています。この酸化を抑制《よくせい》してくれるのが「抗酸化物質」です。

ビタミンE、ビタミンC、ビタミンA･カロテノイド、ポリフェノールなどは、強力な抗酸化作用があることで知られています。これらの抗酸化物質を積極的にとることは、動脈硬化の防止に役立つかもしれません。

また、野菜や海藻類などに多く含まれる水溶性《すいようせい》食物繊維も積

▶抗酸化物質を含む食品

ビタミンE

ほうれん草、かぼちゃ、アボカド、うなぎ、アーモンド、ピーナッツ、小麦胚芽《はいが》など

ビタミンC

柑橘《かんきつ》類、いちご、キウイフルーツ、ブロッコリー、ピーマン、じゃがいも、にがうり、小松菜など

ビタミンA･カロテノイド

豚《ぶた》レバー、鶏《とり》レバー、ウナギ、にんじん、パセリ、かぼちゃ、ニラ、ほうれん草など

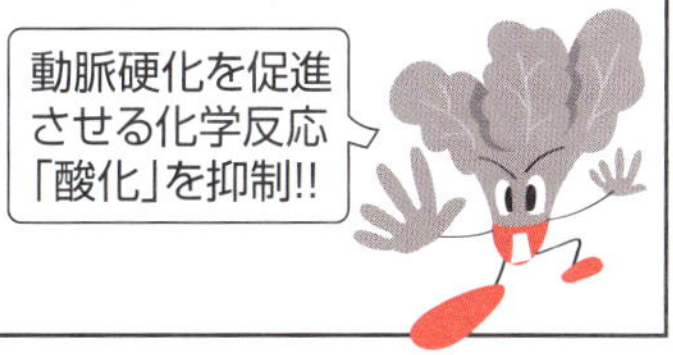
動脈硬化を促進させる化学反応「酸化」を抑制!!

▶水溶性食物繊維を含む食品

ごぼう、モロヘイヤ、ライ麦パン、わかめ、昆布、納豆、干し柿《がき》など

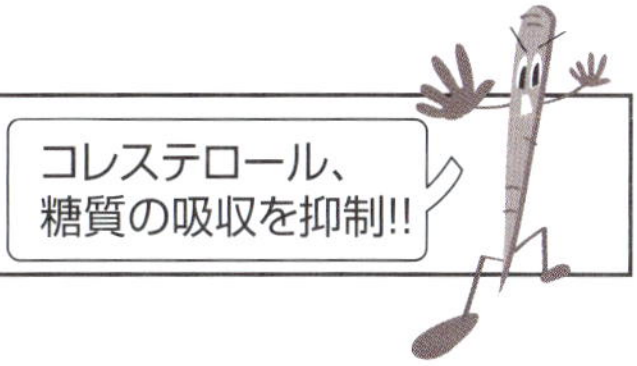
コレステロール、糖質の吸収を抑制!!

極的にとりたい栄養素です。水溶性食物繊維は、食べ物からとったコレステロールや糖質が腸から吸収されるのを防いでくれます。結果、血中のコレステロールや血糖値の上昇が抑えられ、脂質異常や高血糖、さらには動脈硬化の防止につながります。

お酒、コーヒーはほどほどに

お酒は適量であれば、血管を広げて血流をよくしたり、善玉コレステロールを増やす作用があり、からだにプラスのはたらきをしてくれます。しかし、適量を超える飲酒を長年続けていると、肥満や高血圧などにつながります。また、大量・長期の飲酒は不整脈を誘発《ゆうはつ》し、心臓肥大や心不全の原因になるともいわれています。

お酒はそれ自体が高カロリーであるとともに、食欲を増進させる作用があり、ついつい食べすぎてしまうことがよくあります。脂っこいおつまみや、飲んだあとのラーメンやお茶漬けがおいしく感じるのは、そのためです。

最近は「糖質ゼロ」や「カロリーオフ」をうたったアルコール飲料をよく見かけますが、たとえ糖質やカロリーが抑えられていたとしても、アルコール自体にカロリーがあるため、決して油断はできません。アルコールは肝臓《かんぞう》での中性脂肪の合成を高めるので、やはり飲みすぎは肥満や脂質異常につながるのです。

お酒の1日の適量は、ビールならば中びん1本、日本酒なら1合、ウイスキーならシングル1杯程度です。また週に1～2日は「休肝日」を作りましょう。

　不整脈のある人、高血圧を合併している人は、カフェインのとりすぎにも注意してください。コーヒーや緑茶に含まれるカフェインには、交感神経を興奮させる作用や血管を収縮させる作用があり、不整脈を誘発したり、血圧を上昇させることがあるからです。緑茶もコーヒーも大量に飲まなければ、それほど大きな問題にはなりませんが、仕事中に何杯《ばい》もコーヒーを飲むなどの習慣のある人は要注意です。

▶お酒は適量を守りましょう

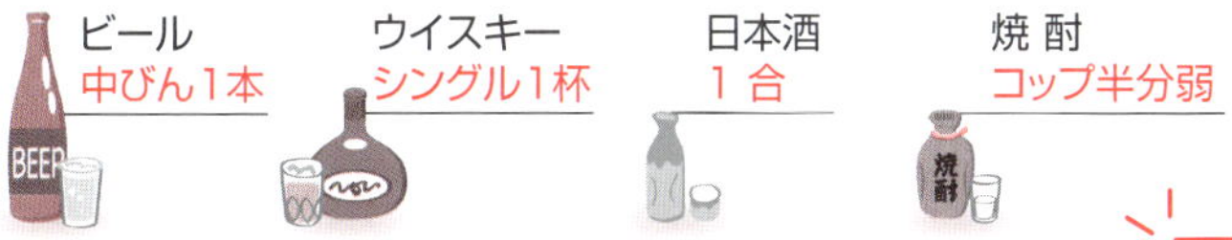

アルコールは心房《しんぼう》細動を起す遺伝子を発現するため、心房細動の症状のある人は禁酒をおすすめします

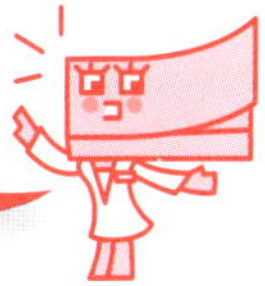

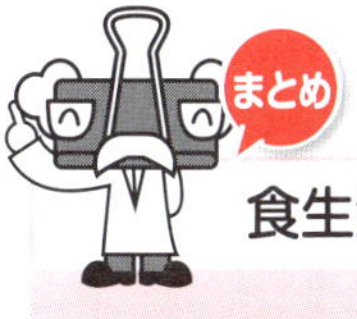

食生活の改善ポイント

- ■「栄養バランスのとれた食事を腹八分目」を原則に、適正体重の維持に努める
- ■減塩とカリウム・カルシウムの摂取で高血圧を予防
- ■糖質・脂質は種類にこだわり、バランスよくとる
- ■動脈硬化を予防する食事が心臓を守る

4 心臓をいたわる生活術

食事と運動以外にも、日々の暮らしのなかには
まだまだ気をつけたいことがたくさんあります。
病気と上手につきあうコツをつかんで、
再発の不安を拭い去りましょう。

日常生活で心がけたいこと＆注意点

十分な睡眠《すいみん》を確保しよう

睡眠時間には個人差がありますが、一般的に人は１日７～８時間眠《ねむ》ることが必要だといわれています。

睡眠不足は自律神経系のバランスを崩《くず》すため、不整脈や狭心《きょうしん》症《しょう》発作を起こす可能性が高くなります。また、睡眠不足はホルモン分泌《ぶんぴつ》や新陳《しんちん》代謝にも影響《えいきょう》を与《あた》え、高血糖や脂質《ししつ》異常を起こしやすくなります。

夜間の眠っているあいだは、心臓への負担が減り、一日のなかでも血圧がもっとも安定する時間帯です。睡眠は心身を休めるとともに、昼間の高い血圧によって傷ついた血管を修復する時間帯でもあるのです。

心臓をいたわるためにも、十分な睡眠をとるよう心がけましょう。

ぐっすり眠るコツ

就寝1～2時間前に
38～39℃のぬるめの
お風呂《ふろ》につかる

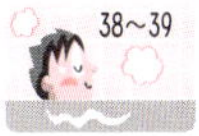

寝室《しんしつ》にラベンダー、カモミール、シダーウッドなどリラックス効果のある精油やお香《こう》を香《かお》らせる

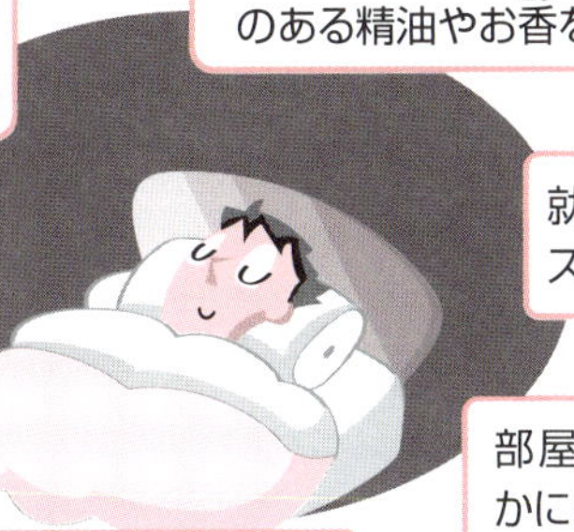

就寝前に軽いストレッチを行う

重い寝具は胸を圧迫《あっぱく》するので、掛《か》け布団は軽い羽毛布団などにする。自分に合った高さの枕《まくら》を使う

部屋は暗く静かにして、光や物音を避《さ》ける

温《あたた》かいミルクを1杯《ぱい》のむ

不安・悩《なや》みは一人で抱《かか》えない

不整脈や心臓病があると、いつ再発するかわからないといった不安から、爆弾《ばくだん》でも抱えているような気持ちで過ごしている人もいるでしょう。もちろん、病気の進行や再発の兆候《ちょうこう》は見逃《のが》してはなりませんが、病気を恐《おそ》れるあまり、必要な運動やできることを制限してしまうのは、自ら回復への道を断つことになりかねません。

また、医療《いりょう》費や生活費のこと、仕事や家事、子育てや親の介《かい》護《ご》、自身の老後のことなど、不安や悩みがつきないという人も多いでしょう。

米国の研究では、気持ちの落ち込みや不安といった精神的ストレスは、一貫《いっかん》して心臓発作と関連があることがわかっています。常に不安を抱えている人が心臓発作を起こしたり、死亡したりする危険性は、穏《おだ》やかに暮らしている人の倍にも達するといいます。

自分で解決できない不安や悩みは、そのまま放置したり、一人で抱え込まないようにしましょう。

たとえば、病院の「医療ソーシャルワーカー」に相談するのもひとつの方法です。医療ソーシャルワーカーとは、社会福祉《ふくし》の立場から、患者やその家族が抱える心理的、社会的、経済的な問題を一緒《いっしょ》に考え、解決を援助《えんじょ》してくれます。また、「心臓リハビリテーション」では、病気や社会復帰への不安に対するカウンセリングも行っています。

そのほかにも、全国に支部をもつ『心臓病者友の会（心友会）』では、心臓機能障害をもつ患者《かんじゃ》さんたちが、交流や会活動を通して、より質の高い生活を目指しています。心友会は、15歳《さい》以上の心臓病者であれば誰《だれ》でも参加することができ、さまざまな世代・状況《じょうきょう》の会員が在籍《ざいせき》しているので、生きた情報を交換《こうかん》・助言し合うことができます。

●「心臓病者友の会（心友会）」

〒170-0013

東京都豊島区東池袋2-7-3 柄澤ビル7F

TEL:03-5958-8070 ／ FAX:03-5958-0508

ホームページ http://www.sinyuukai.org/

喫煙《きつえん》者は今すぐ禁煙を

喫煙は、高血圧、脂質異常症、糖尿《とうにょう》病と並ぶ虚血性心疾患《きょけつせいしんしっかん》（狭心症、心筋梗塞《こうそく》）の４大危険因子です。

タバコにはたくさんの有害物質が含《ふく》まれていますが、なかでも心臓病と関係が深いのは、ニコチンと一酸化炭素です。タバコのニコチンには、血圧や脈拍《みゃくはく》を上昇《じょうしょう》させる作用があり、心臓に大きな負担をかけます。また、血管にも大きな負担がかかるため、血管壁《へき》が傷つき、動脈硬化《こうか》を促進《そくしん》します。

禁煙を成功させるには

酒
酒の席など、
吸いたくなる環境《かんきょう》を避ける
禁煙
手元にあるタバコ、タスポ、
灰皿、ライターを捨てる
家族や周囲の人に
禁煙を宣言する
ゴミ
それでも
吸いたく
なったら
……
1.2
1.2
体を動かす
水を１杯《ぱい》飲む
タバコの害を
思い出す
食後はすぐ
席を立つ

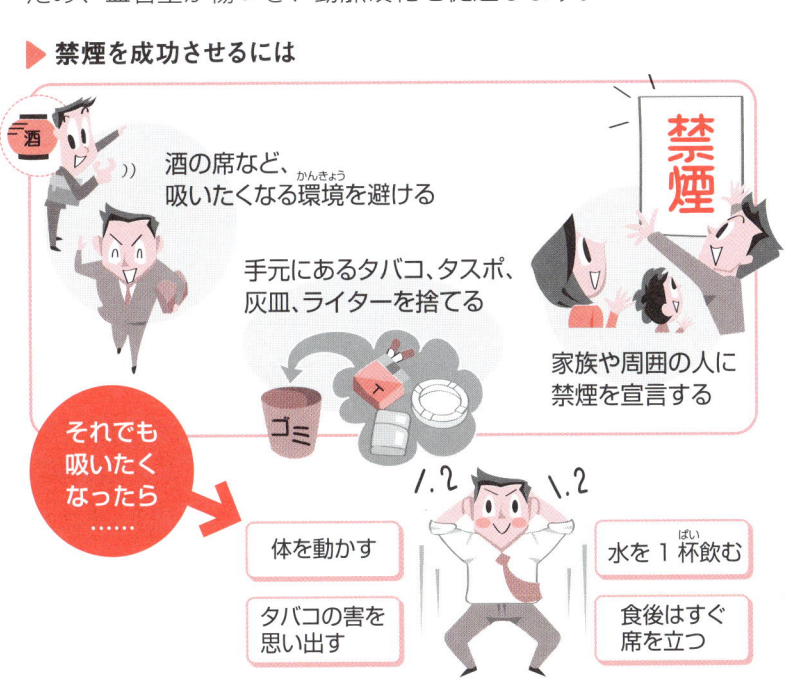

一方、一酸化炭素は、血液中の酸素を運ぶヘモグロビンと結びつき、酸素の運搬《うんぱん》能力を低下させるため、心臓への負担が大きくなるとともに、心筋そのものへの酸素供給も不足します。

さらに、ニコチンと一酸化炭素は、血液中の遊離脂肪酸《ゆうりしぼうさん》を増やして、血栓《けっせん》をできやすくします。

喫煙の習慣のある人は、禁煙できるかできないかで、予後が大きく変わります。そればかりでなく、あなたの喫煙は何の罪もない家族や職場の人たちの心筋梗塞になる危険性を 1.5 倍に引き上げているのです。ぜひ、今日から禁煙を実行してください。

急激な動作・温度差はできるだけ避ける

日常生活では、急激な動作や温度差にも注意が必要です。とくに心筋梗塞の発作を起こしやすい朝は、注意すべきことがいくつかあります。

まず、朝目覚めたときに、パッと飛び起きるようなことはしてはいけません。布団のなかで手足を動かしてから、ゆっくり起き上がるようにします。

起きたあと、いきなり冷たい水で顔や手を洗うのもよくありません。夏はともかく、冬の寒い日はぬるま湯を使うようにしましょう。

排便《はいべん》時のいきみも、心臓には負担のかかる動作です。とくに便秘でいきむのは、血圧上昇につながります。ふだんから食物繊維《せんい》をしっかりとり、便秘予防に努めてください。

また、早朝、起きて間もない時間に、食事もとらずにいきなり運動をしたり、時間に追われて駅まで猛《もう》ダッシュ、などといった急激な動作は、くれぐれも避けるようにしてください。早朝空腹時の運動は、心臓発作の危険があるばかりでなく、糖尿病を悪くすることもわかっています。

日中は、夏・冬を問わず、急激な温度差にはくれぐれも注意が必要です。冬、暖房《だんぼう》の効いた部屋から出て、急に寒気に触《ふ》れるのは危険です。上着を一枚羽織るなどして、移動はゆっくり行います。夏も同様、冷房の効いた場所から、炎《えん》天下に飛び出すのは避けましょう。

旅行は無理のない範囲で楽しんでよい

「体力に自信がない」「旅先で再発したら…」などの不安から、旅行をあきらめてしまう人もいるかもしれません。以前は、心臓病があると旅行を制限されることもありましたが、主治医からOKが出るようであれば、いくつの点に注意さえすれば、旅行を楽しむのは大いに結構です。

旅行はよい気分転換になり、ストレス解消にも効果があります。ただし、スケジュールがぎっしり組み込まれた団体旅行では、自分のペースで休憩《きゅうけい》できなかったり、ほかの参加者に気を遣《つか》ったりして、逆にストレスになってしまうことがあります。疲《つか》れを感じたら遠慮《えんりょ》せず申し出て、バスやホテルで休むようにしましょう。

また、狭心症の人はニトログリセリンを携帯《けいたい》するなど、処方されている薬は必ず携帯し、のみ忘れのないようにしてください。

海外旅行などで長い時間、同じ姿勢で座っていると、血流がとどこおり、脚《あし》の奥にある静脈に血栓ができることがあります。この血栓が血流にのって肺へ運ばれ、肺の血管を詰《つ》まらせてしまうと、「肺塞栓症《はいそくせんしょう》」、俗にいう「エコノミー症候群」を引き起こします。エコノミー症候群になると、重症の場合は死に至ることもあるので注意が必要です。

長時間飛行機に乗るときは、ゆったりとした服装で、機内では水分を十分に補給し、アルコールの摂取《せっしゅ》は避けて、時々足を動かしたり、トイレに立つなどして、血栓ができるのを防ぎましょう。

性生活で注意したいこと

心臓にトラブルを抱えている人は、日頃から血圧を上昇させるような行為はできるだけ避けなければなりません。そのため、性生活への不安や疑問をもつ人も少なくないでしょう。

たしかにセックスをすると正常な人でも血圧が上がります。しかし、セックスによる血圧の上昇は、日常生活のほかの場面で起こる血圧上昇とさほど変わらないといいます。よほど重症の心臓病や高血圧でない限り、性生活を制限する必要はないでしょう。

ただし、これは夫婦や恋人《こいびと》のような特定のパートナーが相手の場合の話です。パートナー以外の相手、つまりは浮気《うわき》相手とのセックスなど、過剰《かじょう》な興奮をともなう行為《こうい》は、当然のことながら慎《つつし》みましょう。セックスの最中に心臓発作を起こして死亡する、いわゆる〝腹上死〟のほとんどは、婚外相手との行為中に発生しています。

また、多量の飲酒で酔《よ》っているとき、疲れがたまっているとき、ストレスでイライラしているときなどは、セックスをひかえるようにしてください。

心臓病をはじめ、糖尿病や高血圧などは、勃起《ぼっき》不全をともなうことが多いものです。これは、精神的なことが原因の場合もあるので、一度主治医に相談してみるとよいでしょう。なお、勃起不全治療薬である「バイアグラ」「シアリス」「レビトラ」は、ニトログリセリンなどとの併用《へいよう》は禁忌《きんき》とされています。これらの薬は効果の持続が長いものもあり、その間、ニトログリセリンが使えなくなりますので、基本的にはおすすめできません。使用の際は必ず主治医に相談するようにしてください。

病気と上手につきあって一病息災

不整脈や心臓病の多くは、一生のつきあいになります。入院・手術などの治療によって山を越《こ》えても、再発を予防するための治療と自己管理は、生涯《しょうがい》続けなくてはなりません。

しかし、「一病息災」とはよく言ったもので、持病がひとつくらいあったほうが、かえって健康に気を遣い、結果、長生きできるというものです。

心臓病の発症には、長年の生活習慣の積み重ねもかかわっています。そのため、減塩やカロリーコントロール、運動、禁煙など、生活習慣をあらためるのは簡単なことではないでしょう。しかし、心臓病のコントロールは、高血圧や糖尿病、脂質異常症など、あらゆる生活習慣病の予防につながります。悪しき習慣を改善することで、より人生を長く楽しむことができるのです。

また、病気があるからといって、何もかもを制限されるわけではありません。自己管理をおこたらなければ、できることはたくさんあります。何事にも前向きに取り組んで、病気と上手につきあいましょう。

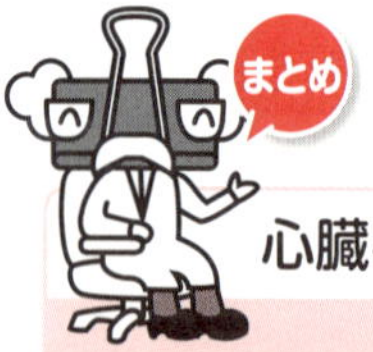

心臓をいたわる生活のポイント

- **不安や悩み、ストレスを抱えないこと**
- **喫煙、温度差、睡眠不足など、心臓に負担をかける行為や環境は今すぐ改善**
- **旅行・性生活はあきらめなくてもよい**
- **「一病息災」を肝《きも》に銘《めい》じ、自己管理に邁進《まいしん》しよう！**

難解用語解説

第1章　心臓のしくみとトラブルの原因

呼吸器疾患《しっかん》

上気道、気管・気管支、肺、胸膜《きょうまく》など呼吸器の疾患を総称《そうしょう》して「呼吸器疾患」と呼びます。異常があらわれる部分によって症状《しょうじょう》は異なりますが、おもなものとしてはセキ、タン、喘鳴《ぜんめい》、呼吸困難、運動時息切れなどです。原因としては感染性疾患、閉塞《へいそく》性肺疾患、拘束《こうそく》性肺疾患、肺腫瘍《しゅよう》、アレルギー性疾患、肺循環《じゅんかん》障害、機能的呼吸障害などがあります。

血液疾患

血液には、血球や血漿《けっしょう》の成分により多種多様な機能がありますが、そのなかでおもなものが赤血球、白血球、血小板といった３種の細《さい》胞《ぼう》のはたらきです。たとえば、赤血球に異常があらわれると貧血・赤血球増多症を、白血球に異常があらわれると顆粒《かりゅう》球減少症・無顆粒球症・白血病を引き起こし、血小板に異常があらわれると血管因子・血小板因子・凝固《ぎょうこ》因子に障害をきたします。これらを総称して「血液疾患」と呼びます。

心因性疾患

急激な環境《かんきょう》の変化や精神的ショックを体験したり、慢性《まんせい》的なストレスにさらされると、からだにもさまざまな不調があらわれます。この場合、一般《いっぱん》的な検査や診察《しんさつ》では異常が認められず、「心因性疾患」と診断されることがあります。症状が全身に出ると倦怠《けんたい》感や疲労《ひろう》感、消化器に出ると胃腸の不調、循環《じゅんかん》器に出ると動悸《どうき》や胸部圧迫、神経に出ると頭痛やめまいなどを起こします。

内耳

外耳、中耳に続いて耳の最奥《さいおう》部にあたる部分。骨半規管《はんきかん》・前庭《ぜんてい》・渦《うず》巻き管および内耳道からなる「骨迷路」と、卵形嚢《のう》・球形嚢・半規管・渦巻管からなる「膜迷路」で構成されています。平衡聴覚《へいこうちょうかく》を感受します。

自律神経

心臓を動かしたり、汗《あせ》をかいて体温調節をしたり、胃で食べ物を消化したりと、自らの意思ではなく自動的にはたらく神経のこと。自律神経は、活動する神経といわれる「交感神経」と、休む神経といわれる「副交感神経」の２つに分類されます。これらは１つの器官に対して逆のはたらきをしながらバランスをとり、体内環境を整えています。

神経調節障害（起立性調節障害）

自律神経失調症の一種で、急に立ち上がったり、長時間立っていると吐《は》き気やめまい、頭痛、腹痛などが起こり、ひどいときには顔面蒼白《そうはく》となって意識を失うこともあります。自律神経は体内環境のバランスを保つはたらきをしていますが、交感神経と副交感神経の協調が悪くなると自律神経失調症として心身にさまざまな不調が出てきます。

壊死《えし》

血流が途絶えるなどの原因でからだを構成する細胞の一部が死滅《しめつ》すること。また、血流が減少したり遮断《しゃだん》されることで心臓の細胞が壊死することを心筋梗塞、脳の神経細胞が壊死することを脳梗塞といいます。

高血圧

血圧とは、血液が動脈を押し広げる際の圧力のことをいいます。そして、心臓が収縮し血液を送り出すときにはもっとも高くなり（収縮期血圧）、血液の駆出が終わると大動脈弁が閉じますが、次に駆出が始まる直前がもっとも低くなります（拡張期血圧）。日本高血圧学会の高血圧治療《ちりょう》ガイドラインでは、収縮期血圧が 140mmHg 以上、または拡張期血圧が 90mmHg 以上を高血圧と定義しています。

脂質異常症

「高脂血症」という名称が変更《へんこう》されて「脂質異常症」となりました。これは血液中に含《ふく》まれる脂質が過剰《かじょう》もしくは不足している状態。高 LDL コレステロール血症、低 HDL コレステロール血症、高中性脂肪血症など脂質代謝異常すべてをいいます。脂質異常症の状態が続けば、動脈硬化《こうか》が起こりやすくなります。飲酒や喫煙《きつえん》、食生活の乱れ、ストレス、運動不足などの生活習慣を見直すことで改善することができます。

第2章　不整脈とさまざまな治療法

心筋症

心臓の筋肉自体の病気は、原因や全身疾患との関連がはっきりしているもの（特定心筋症）と、そうでないもの（特発性心筋症）がありますが、通常原因不明の「特発性心筋症」を「心筋症」と呼ぶ場合がほとんどです。

一過性脳虚血発作

脳の細小動脈が一時的に詰まったり、狭くなることによって起こる一時的な脳機能障害で、症状が 24 時間以内に消失するものをいいます。半身の麻痺やしびれ、言語障害など、脳梗塞と同じような症状が見られますが、多くは数分から数時間で回復します。

抗凝固療法

血液が固まる働きを抑える薬を使って治療を進めます。
心房細動以外にも、深部静脈血栓症、心筋梗塞、脳卒中、人工弁置換後､冠動脈バイパス後などに抗凝固薬を用いた治療が行われます。もっとも代表的な薬は、ワルファリンです。

ケント束

右房《うぼう》－右室あるいは左房－左室の房室間に存在する副伝導路を「ケント束」と呼びます。いわゆる「抜け道」であるケント束に伝わった刺激《しげき》は、正常時の刺激よりも速く末梢《まっしょう》心筋に到達《とうたつ》するため、心室側に早期興奮が起こります。さらには心室の興奮がケント束を逆伝導して心房へ戻《もど》り、それが旋回《せんかい》するようになると（リエントリー）、頻拍《ひんぱく》発作を誘発《ゆうはつ》することがあります。

脳梗塞症

脳卒中のひとつで、脳の血管が何らかの原因で詰《つ》まり、血流が減少あるいは遮断され脳細胞が壊死した状態を「脳梗塞」といいます。脳塞《そく》栓《せん》症と脳血栓症の２つに分類され、脳塞栓症は他から流れてきた血栓や異物で脳血管が閉塞することを、脳血栓症は脳血管の動脈硬化で血栓（血のかたまり）ができて詰《つ》まることをさします。

交感神経

自律神経系のひとつで、活動しているときやストレスを感じているとき、緊張《きんちょう》しているときなどに交感神経が優位にはたらきます。いわゆるアドレナリンという物質を放出し、からだがエネルギッシュな状態になると、心臓の拍動《はくどう》が速くなり、血管は収縮して血圧が上昇します。

血栓塞栓症

血栓症とは粥状動脈硬化のプラークが破綻して、そこに血小板や赤血球の血栓がついて閉塞すること、塞栓症は他の場所でできた血栓がはがれ、血流に運ばれて下流の血管や他の臓器の血管に詰まってしまうことです。この二つを併せて、血栓塞栓症と言います。心房細動などで心臓内にできた血栓が脳梗塞を起こしたり、足の静脈にできた血栓が肺に流れて肺梗塞を起こす原因として有名です。

第3章　心筋梗塞・狭心症とその他の心臓病

溶血性連鎖球菌《ようけつせいれんさきゅうきん》

「溶血性連鎖球菌」を略して、溶連菌と呼びます。これはヒトを宿主とする細菌で病原性が強く、咽頭炎《いんとうえん》や扁桃腺《へんとうせん》炎、皮膚《ひふ》化膿《かのう》性疾患などの感染症を引き起こします。おもに小児に起こりやすく、この菌が感染すると「リウマチ熱」という病気を起こし、高熱や大きな関節の痛みが出ることがあります。治ったあと、数年してから「リウマチ性弁膜症」が発症することもあります。

滲出液

通常は血管の外へ出てくることのない血漿《けっしょう》成分ですが、何らかの原因で炎症《えんしょう》を起こしたときや糖尿病では血管透過《とうか》性があがり、毛細血管から組織内へ漏《も》れ出てくることがあります。この液のことを「滲出液」といいます。

起坐呼吸

ぜんそくや肺気腫などでは、体を横にしたときに、下半身にあった血液が急に心臓に戻って肺のうっ血が強くなり、呼吸が苦しくなることがあります。そのため、体が横たわった状態よりも座った状態のほうが楽に呼吸ができます。これを起坐呼吸といいます。

高血糖

血液に含まれるブドウ糖の量が正常値よりも高い状態にあることを「高血糖」といいます。健康な人でも食後は血糖値が上昇《じょうしょう》するものですが、何らかの原因で高血糖状態が長く続くと、血圧が上がり、動脈硬化が始まり、糖尿《とうにょう》病やその合併《がっぺい》症などさまざまな障害をもたらします。

糖尿《とうにょう》病性網膜《もうまく》症

高血糖の状態を長年放置していると、目の網膜の毛細血管が障害され、小さなこぶができたり、出血するようになります。これを糖尿病性網膜症といい、出血が起こると視力が低下し、失明することもあります。

糖尿病性腎《じん》症

糖尿病を治療《ちりょう》せずに放置しておくと、腎機能が低下して、尿中にたんぱくが出るようになります。この状態を糖尿病性腎症といい、悪化すると尿毒症を引き起こすことがよくあります。

糖尿病性末梢《まっしょう》神経障害

糖尿病の初期のうちからみられる合併《がっぺい》症で、全身の末梢神経や自律神経が障害されるものをいいます。末梢神経が障害されると、両足の感覚が鈍《にぶ》くなり、けがをしやすくなります。糖尿病では感染に弱くなるため、ちょっとした傷が悪化して壊《え》疽《そ》（細胞《さいぼう》や組織が腐《くさ》って死ぬこと）を起こし、足の切断を余《よ》儀《ぎ》なくされることもあります。また、自律神経が障害されると、発汗《はっかん》異常、下《げ》痢《り》や便秘、排尿障害、インポテンツなどもみられるようになります。

高LDL（悪玉）コレステロール血症

血液中のLDL（悪玉）コレステロールが140mg/dL以上ある状態の脂質《ししつ》異常症をさします。多すぎると血管壁《へき》に付着して、動脈硬化《こうか》の原因になります。

低HDL（善玉）コレステロール血症

血液中のHDL（善玉）コレステロールが40mg/dL未満である状態の脂質異常症をさします。LDL（悪玉）コレステロールを血管壁から運び出すはたらきをするため、少ないと動脈硬化を促進《そくしん》させてしまいます。

高トリグリセリド（中性脂肪）血症

空腹時の血液中にトリグリセリドが150mg/dL以上ある状態の脂質異常症をさします。この値が高くなるとトリグリセリドの分解が遅《おく》れ、血液中のLDL（悪玉）コレステロールが増加。動脈硬化が促進されます。

皮下脂肪《しぼう》

文字通り、皮膚《ひふ》の下の部分につく脂肪のこと。これは生命維持《いじ》のための備蓄《びちく》エネルギーですが、一度たまると落ちにくいのが特徴《とくちょう》です。肥満は外見的な問題だけでなく、さまざまな生活習慣病の危険因子となるので注意が必要です。

平滑筋《へいかつきん》細胞

血管や気管、腸管、胃、膀胱《ぼうこう》、子宮など、臓器の壁《かべ》に分布している筋肉を平滑筋といい、平滑筋を構成しているのが平滑筋細胞。平滑筋は不随意筋といって、自分の意思ではなく、自律神経や各種ホルモンなどによってコントロールされています。

腎結石

腎臓の腎盂《じんう》や腎杯《じんぱい》に結石を生じるものをいいます。尿中の尿酸やシュウ酸、リン酸などの成分にカルシウムが結合して結石ができます。結石は砂のような細かいものから、腎盂全体にはまり込むような大きなものまであり、1個の場合もあれば、数個できることもあります。

酸化

物質と酸素が結びつく化学反応を酸化といいます。人体においては、酸素は栄養素と結びついてエネルギーをつくり出しますが、使われなかった余分な酸素は、酸化して活性酸素を発生させ、いわゆる「錆《さ》び付いた状態」となります。活性酸素は動脈硬化《こうか》やがんなどの生活習慣病、老化などをすすめる原因になるともいわれ、酸化を抑制《よくせい》して活性酸素を取り除くようにすることを「抗《こう》酸化作用」といいます。

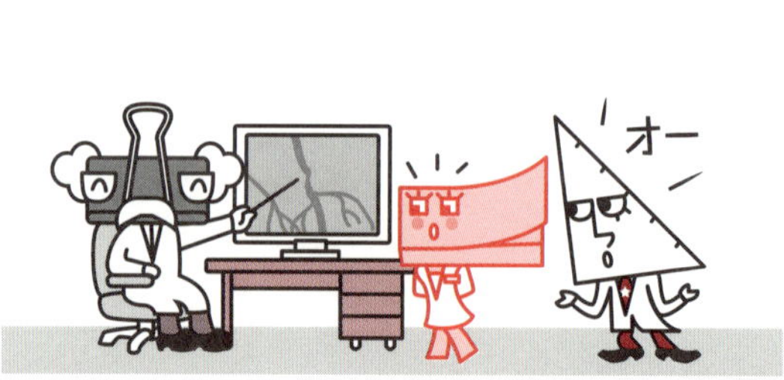

参考文献

●目でみる医書シリーズ
徹底図解 不整脈と心臓病
監修 伊東春樹
法研

◆

●心臓病のリハビリと生活
著者 伊東春樹
主婦と生活社

◆

●別冊 NHK きょうの健康
不整脈 突然死を防ぐために
総監修 小川聡
NHK 出版

◆

●専門医がやさしく教える 心臓病
著者 山科章
PHP 研究所

◆

●名医登場シリーズ
不整脈がよくわかる本
著者 笠貫宏
小学館

◆

●心臓病の治療と食事療法
著者 天野恵子・小山律子
日東書院

画像はすべて公益財団法人日本心臓血圧研究振興会附属 榊原記念病院・榊原記念クリニックの提供

著者：**伊東春樹**（いとう・はるき）
榊原記念病院副院長
1975年東京医科歯科大学卒業後、同大学医学部第二内科入局。1982年シカゴ大学留学。帰国後、東京医科歯科大学第二内科講師、千葉社会保険病院内科勤務。1991年より（財）心臓血管研究所付属病院勤務。2002年より同院副院長。2005年より現職。昭和大学医学部客員教授、聖マリアンナ医科大学非常勤講師。東京女子医科大学非常勤講師、米国心臓病学会会員（FACC）、ヨーロッパ心臓病学会会員（FESC）、日本心臓病学会特別会員（FJCC）。著書に『心臓病の予防・治療と生活のしかた』（主婦と生活社）、『心臓病のリハビリと生活』（同）などがある。

専門医が図解するシリーズ　快速まるわかり
不整脈・心臓病の治療と暮らし方

平成23年7月21日　第1刷発行
平成24年2月23日　第2刷発行

著　　者　伊東春樹
発 行 者　東島俊一
発 行 所　株式会社 **法　研**
〒104–8104　東京都中央区銀座1-10-1
販売 03(3562)7671 ／編集 03(3562)7674
http://www.sociohealth.co.jp
印刷・製本　研友社印刷株式会社

ISBN 978-4-87954-812-2 C0377　定価はカバーに表示してあります。